進化する
マインドフルネス
ウェルビーイングへと続く道

飯塚まり 編著

井上一鷹
魚川祐司
大谷彰
栗原幸江
佐藤豪
恒藤暁
中川吉晴
永沢哲
中野民夫
廣安知之
日和悟
藤田一照
藤野正寛
プラユキ・ナラテボー
スティーヴン・
マーフィ重松
村本詔司

創元社

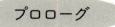

プロローグ

飯塚まり

　2016年から2017年にかけて日本の社会では"マインドフルネス"が大流行りである。NHKをはじめとする一連の放送、有名な全国誌や経済誌の記事やその関連の出版、ananに代表されるようなファッション雑誌、その他の媒体で、いま新しく格好の良いものとして"マインドフルネス"が紹介されている。

ちょっと変だよ
マインドフルネス

　そしてその紹介には、必ずと言ってよいほど、「脳が変わる」という話がつけられ、「脳科学」の研究が紹介されたり、「脳や心の筋トレ」と賞されたりする。そして「マインドフルネスは仏教由来」ということで、素敵なお坊さんがそれらしく出てきて、お釈迦様を匂わせ、とてもありがたいもののような気持ちにさせる。マインドフルネスをすると「自分がいい人になった」ような気がしないこともない。

　その世界的な流行が「禅」に基づいていると聞けば、日本人と

しての誇りがくすぐられるかもしれない。なかには、宗教に胡散臭さを感じる人もいるだろう。しかし、マインドフルネスの説明には「マインドフルネスは宗教性を排除して」ともあるので、読者は安心する。

　また、現代の英雄スティーブ・ジョブスをはじめとして「シリコンバレーの成功者がマインドフルネスをしている」という話も付け加わり、Googleの社員に代表される企業社会の最先端で戦う人たちはみんなマインドフルネスをしているような気がして、「自分も……!」とも思う。そして「経済的な成功やクリエイティビティのためにはマインドフルネスが必要に違いない」という気持ちにもさせる。

　そういうなかで、二日間の参加費が一人あたり10万円以上もするようなセミナーが、いかにもこれで企業人が救われ、社会が変わるかのような触れ込みで開催される。

　"マインドフルネス"は、個人のプライベートな生活にとっても大変に魅力的である。女優やモデルがマインドフルネスについて語り、ダイエットが成功し「きれい」が手に入る、そしてプライベートな生活においても幸せが手に入る、かもしれないという気にもさせる。

　まとめてみよう。

　マインドフルネスは以下のような衣をまとって、日本の社会を席巻している（括弧の中は、それを聞いた私たちがどういう気持ちになるか、である）。

- **欧米の最先端の潮流**

  (格好のよい、ファッショナブルな、乗り遅れてはいけない)

- **科学の最先端**

  (流行の「脳科学」、科学であることの安心)

- **心や脳の筋トレ**

  (やらないとメタボになる？頑張らなきゃ)

- **お釈迦様の教え**

  (ありがたい、何か自分がいい人になったような気持ちにもなる)

- **禅との関係**

  (親しみ、また日本人としてのアイデンティティをくすぐる)

- **仕事での成功**

  (経済的成功やクリエイティビティ、ストレス対策)

- **プライベートでの成功**

  (幸せ、なりたい自分になれる)

本当にそうなのだろうか。

　日本社会は1995年のオウム真理教事件のあと、"瞑想"に対して非常に過敏になってきた。この状況が20年以上も続き、マインドフルネスであれ何であれ"瞑想"を普通に語ることがなかった社会では、瞑想に対しての免疫がない。そのため、正常な批判精神をもって語ることもできない。そういう意味で「マインドフルネス」という格好のいい名前を得て欧米からやってきた流行に対して、いまの日本社会は、脆弱である。

＊＊＊＊＊＊　　　＊＊＊＊＊＊　　　＊＊＊＊＊＊

日本では2017年は"マインドフルネス"のお祭り騒ぎの年であったかもしれないが、一方、欧米では、どうだったのだろう。

　実は2017年は「マインドフルネス批判」がかなり吹いた年であった。世界のなかでは、マインドフルネスをどうとらえるのかで、素晴らしいという意見、問題視する意見、と多くの声が上がっている。海外では健全な議論が湧き起こるなか、日本のお祭り騒ぎマインドフルネスは、どこへいくのであろうか。

　本書は、このような背景のなか、マインドフルネスについて考えを巡らせ、お祭り騒ぎからの脱却をすることを目指している。そして、マインドフルネスを等身大に戻すことで、マインドフルネスを極端に肯定することも極端に否定することもなく、その姿を描き出すのが目的である。

　そのうえで、マインドフルネスと、日本社会におけるマインドフルネスの進化について、冷静に考えようと試みる。そのために、マインドフルネスの来た道、関連領域、そして進化の方向性を俯瞰する。

　以上の目的のために、本書は次の七つの問いを扱う。

①　マインドフルネスにはどのようなパラダイムがあるのか？

②　マインドフルネス瞑想は安全か？　懸念はないのか？

③　仏教の世界観とは、どう関係づけられるのか？

④　世界的な思想の流れのなか、過去・未来をどう考えるか？

⑤　社会のなかで、どのように応用されることが可能か？

⑥　マインドフルネスと科学技術は、どう関係するのか？

⑦　マインドフルネスとは？　どう進化していくのだろうか？

マインドフルネスは象
われわれには見えていない

　「群盲、象をなでる」ということわざがあるが、本書では、マインドフルネスは"象"みたいなものだと考える。もう少し詳しく述べよう。

　この諺は、目の見えない人たちと象の譬え話だ。六人の目の見えない人が象の一部を触って、象の印象を語るのだが、ある人は耳、ある人は鼻と、触る場所によってその感想は大きく違う。この話は、ものごとの一部、ないしは一面だけを見てすべてを理解したと思うことの愚を語っている。

　マインドフルネスもある意味、"象"のようなものではないだろうか。そもそも"気づき"や"瞑想"というものが、きわめて個人的な体験である。また、先に、いまの日本で見られるマインドフルネスの売り込み文句を書き上げてみたが、科学なのか？宗教なのか？　経済的成功への道なのか？　心理臨床の技法なのか？　新しい仏教を切り開くものなのか？　などなど、マインドフルネスには多様な側面がある。それらがいまの日本では、お祭り騒ぎのなかでデフォルメされて伝わっているのではないか。

　それでは"マインドフルネス"を理解し、進化の方向性を考えていくためには、どうしたらいいのか。

　この本では、先の「群盲、象をなでる」の諺を、逆手に取る。すなわち、マインドフルネスという「象」に対して、「たぶん、われわれは**見えていないのだろう**」ということをあっさりと認める。それを認めたうえで、しかしそれでも、できるだけあらゆる角度からこの「象」を触ってみる。それも、できるだけその道の

専門家の方に、その専門の角度から見えてくるマインドフルネスを語っていただく。

それに耳を傾けることで、見えていないけれども、現在、日本や世界で起こっているマインドフルネスという現象を理解し、その先を考えていくことができるだろう。

******　　　******　　　******

上記の七つの問題をどう考えるのか。この本の構成の案内もかねて、もう少し詳しく説明をしていく。

①　マインドフルネスには、どのようなパラダイムがあるのか？

（宗教色を薄めているので社会に広がった、とされる点をどう考えるのか）

まず序章の執筆者：大谷彰はアメリカ在住の臨床心理家であり、著書『マインドフルネス入門講義』〔金剛出版, 2014年〕に代表されるように、日本へ世界のマインドフルネスの最新事情を伝えてくれる研究者である。

この序章では、マインドフルネスの由来が語られるなか、それは「八正道」のなかの一部を切り分けたものであることが記される。また、マインドフルネスには、大きく分けて「臨床マインドフルネス」と「ピュア・マインドフルネス」の二つのパラダイムが存在することが述べられる。マインドフルネスという「象」のありさまがつかみにくいのは、この二つのパラダイムが存在するからで、このコンセプトは、あとの章でも繰り返し出てくる。

なお、「臨床マインドフルネス」という用語は、よく使われてはいるが、本書では少し広い概念として"実利マインドフルネス"（臨床マインドフルネスを含む）を用いて説明していく。また「ピュア・マインドフルネス」も広くとらえて"解脱マインドフルネス"と、ここの図では置き換えて説明する。

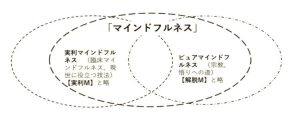

図① ふたつのパラダイム

② マインドフルネス瞑想は安全か？ 懸念はないのか？

　序章を継ぐ前篇【気づきとコンパッション】の Part 1 にかけては、マインドフルネス瞑想の「副作用」や「危険性」について述べられる。

　序章では、欧米におけるマインドフルネスの問題の指摘が、心理臨床家として紹介されたが、同じく心理臨床家である佐藤豪からも、説明の切り口は違うものの、同様の指摘がなされる。

　翻って魚川祐司とプラユキ・ナラテボーは、タイ／ミャンマー在住のテラワーダ仏教の研究家、実践者、瞑想指導家である。両氏は「瞑想難民」という切り口から問題に迫る。この「瞑想難民」の背景には、上記①で述べたパラダイムの問題がちらつく。「悟り」をめざすのか？　「現世利益」をめざすのか？　その目的の違

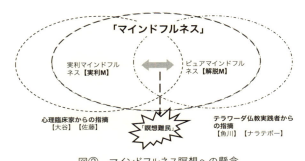

図② マインドフルネス瞑想への懸念

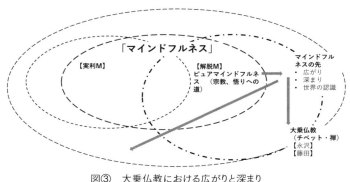

図③　大乗仏教における広がりと深まり

いが「瞑想難民」を生むのではないか、との指摘につながる。

③　仏教の世界観とマインドフルネスは、どのように関係づけられるのか？

　前篇のPart 2では、仏教（大乗）の世界観とマインドフルネスの関係がとりあげられる。

　①の大谷の二つのパラダイム（臨床マインドフルネスとピュア・マインドフルネス）の提示に続き、②での瞑想難民の指摘を受け、③ではいよいよ、それでは**本来**のマインドフルネスの枠組は何であったのか？　マインドフルネスの**先**には何があるのか？　ということが仏教（大乗）の観点から語られる。

　永沢哲はチベット仏教の研究者であり実践者であるが、マインドフルネスの先にある"コンパッション"、"空"の認識、そして"光明"を語る。藤田一照は曹洞禅の仏教者であるが、ふたつのパラダイム（ピュア・マインドフルネスと実利マインドフルネス）について、「切り分けて考える」ということ自体を疑問視する。両者に共通するのは、自他（万物）が一体化した世界の認識である。

　このPart 2は、ピュア・マインドフルネスをスタート地点として、"気づき"のマインドフルネスの先から"コンパッション"として**世界の認識**へと、広め、深める論となっている。

④　世界的な思想の流れのなか、過去・未来をどう考えるか？

　さて、①から③においては、マインドフルネスによって起こる「瞑想難民」などの表面的な問題の根底には、パラダイム（目的）の違いがあるのかもしれず、そしてそれは、最終的には世界をどう認識するのか（認識できるのか）の違いではないか、ということを探ってきた。

　ここ前篇Part 3では、マインドフルネスや世界の認識について、人間の思想の流れから考察する。前章までは、マインドフルネスという言葉で表される世界を、整理し、さらにその先までを**深めていく**動きであったのに対して、Part 3では、深めたものを**俯瞰する**動きである。

　まず、思想史の専門家である村本詔司は、仏教思想が世界をまわり、西洋の心理学や神智学などの思想へ、如何に影響を与えたかを語る。また中川吉晴はホリスティック教育の専門家であるが、Part 2で言われている思想や世界観は、決して仏教だけのものではなく、さまざまな「世界の叡智」のなかで言われているとして、"永遠の哲学"（既存の宗教の枠組ではなく）として提言できると説く。

　二人の俯瞰をあわせてみると、人類の到達した意識や思想というくくりで、現在の世界的なマインドフルネス現象が、どこからきて、どこに向かうのかのパースペクティブについて、示唆を得ることができる。

⑤　社会のなかで、どのように応用されることが可能か？

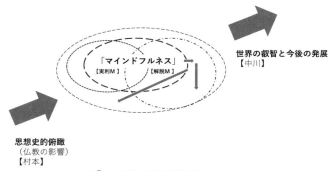

図④　人類の思想史潮流のなかで

　前篇ではマインドフルネスの「二つのパラダイム」の問題を取り扱って、拡げ、深堀し、そして俯瞰をおこなってきたのに対して、後篇【ウェルビーイング】のPart 1は、マインドフルネスの**社会への応用**である。①から④とは別のことに思われるかもしれないが、マインドフルネスの基本は同じであるので、重ねて考えることにより理解が深まる。

　まず、スティーヴン・マーフィ重松が、スタンフォード大学における自分の関わった事例を挙げ、教育への応用の例を挙げる。また、長く緩和ケアに携わってきた恒藤暁は、医療教育への応用や「ホールパーソンケア」「癒し」というコンセプトのなかでのマインドフルネスの重要性について述べる。同じく医療の試みとして、「ナラティブ・メディスン」の日本への紹介者の一人である栗原幸江が、マインドフルネスの具体的な使われ方について述べる。一般的な社会への応用としては、ファシリテーションの第一人者である中野民夫が、ファシリテーションの場においてマインドフルネスがどう使われているのかを述べる。

　これら四つの章は、別々の事例として提示されてはいるが、先

ほどの群盲の例ではないが、並べて読み進めることによって、共通のマインドフルネスの**はたらき**というものが見えてくる。それは、パワフルなものであり、そして、そこに思いやるとき、①から③の深化と④の俯瞰のなかに、現在のマインドフルネスの社会応用が位置づけられる。

⑥　マインドフルネスと科学技術は、どう関係するのか？

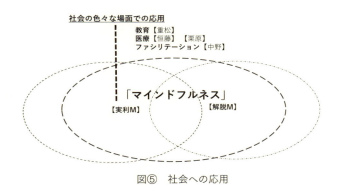

図⑤　社会への応用

マインドフルネスは、科学的な知見に基づいているため社会に広く受け入れられた、と言われている。その関係はどうなのか。

後篇 Part 2 は、神経科学や生体フィードバックとの関係である。この分野では、人工知能やコンピュータ技術を基礎とした神経科学を探究する廣安知之／日和悟が「マインドフルネス・コンピューティング」という分野を打ち立てようとしており、その分野を概観する。

藤野は「瞑想の神経科学」の新進気鋭の研究者で、悟りの過程として言われていることを神経科学で解明する可能性を提示する。それと同時に、廣安・日和・藤野の三氏は、神経科学の可能性と

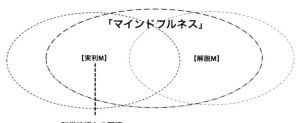

図⑥　科学技術との関連・進歩

ともに、注意点も挙げている。

　また、眼鏡によるバイオフィードバックを開発した井上一鷹は、フィードバック・システムをつくることで、たとえば「働き方改革」というような大きな社会的課題に対応できるのではないか、という。つまり、科学・技術と人間の意識、社会問題への、広がりを述べている。

⑦　マインドフルネスとは？　どう進化していくのだろうか？

　この七つ目の質問については、終章で、盲目を自負する飯塚がまとめる。飯塚は、グローバル経営戦略や組織論が専門である。マインドフルネス産業・市場におけるマーケティング方法や、現代のグローバル資本主義の問題にも触れつつ考察する。①から⑥まででみえてきた「マインドフルネスなる象」の姿を、盲目がつなぎ合わせればどうなるのかを試みる。

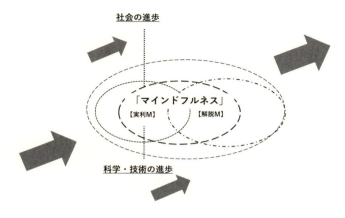

図⑦　マインドフルネスの進化

地　　図

　このプロローグでは"象"のたとえを出し、いかにマインドフルネスが**とらえにくい**かについて述べてきた。各章は、その道の賢者による執筆ではあるものの、その分野ならではの視点からマインドフルネスをとらえたものとなっている。分野が多岐にわたっていることは、この本の強みでもあり、象を描くうえで必要不可欠なものでもある。しかしながら、読者にとっては、統一した感覚を持ちにくいものとなるかもしれない。

　そこでこの本では、その限界を重々認識しつつも、①から⑦の問いに対応する「（地）図」を用意した。読み進めるうえで、大体の流れがつかめるであろう。また、各章には要約をつけてあり、手掛かりのひとつとなろう。

象はまどろっこしいとお思いの方に
マインドフルネスに関する12の質問

　この本は、マインドフルネスの実践について初心者として知りたい方に向いた本ではない。マインドフルネスに関する入門書は、おびただしい数のものが出版されている。この本では、いまの日本におけるマインドフルネスに対する疑問に、なるべくわかりやすく明快な答えを出していこうと思う。そのための深みであり、広がりである。

　どこがどうつながるかは、読み進んでいくうちに次第にはっきりしてくるだろうが、しかし、結論を急ぐ方のために、ここで、マインドフルネスに関する"12の質問"とそれに対する回答を用意した。眺めていただいてから各章を読んでくだされば、よりわかりやすいと考えられる。

Q1：マインドフルネスには、そんなに効果がありますか？
A1：効果や目的を何に求めるかによります。また、時間をどの程度かけるのかにもよります。日常生活に「すぐに役に立つ」という意味では、個人差があります。また、いろいろな効果は中程度だという研究結果が出ています。

Q2：マインドフルネス瞑想で脳が変わりますか？
A2：はい、たぶん。……しかし脳は、別のことをしていても変わります。

Q3：マインドフルネスは神経科学によって裏づけられているとのことですが、それは本当ですか？

Ａ３：はい、たぶん。しかし、研究は始まったばかりです。すべての結果をそのまま鵜呑みにはできません。

Ｑ４：マインドフルネスで、経済的成功は得られますか？
Ａ４：微妙です。当初は経済的成功を得ようとしていても、そんなことはどうでもよくなったりして、真逆の結果になることも、考えられます。

Ｑ５：Googleやスタンフォード、シリコンバレーでは、そんなにマインドフルネスが盛んなのですか？
Ａ５：他の地域に比べれば盛んと言うこともできます。しかし、決して、全員がしているわけではありません。日本で、針小棒大に宣伝されている可能性も否定できません。そして、マインドフルネスをする「理由」にも注目が必要です。

Ｑ６：マインドフルネスは安全ですか？
Ａ６：マインドフルネスは、安全であると長いあいだ言われてきましたが、最近「危険性」も指摘されています。

Ｑ７：マインドフルネスは、誰にとってもよいものですか？
Ａ７：マインドフルネスは、心を扱う技法であり、多くの心理技法がそうであるように、個人に合った対応が必要です。誰にとっても良いと言いきることはできません。

Ｑ８：日本においてマインドフルネスや瞑想の指導者には、他の心理技法のように資格があるのですか？
Ａ８：いいえ、ありません。誰でも指導者を名乗ることができ、いわば「野放し状態」にあります。

Q9：マインドフルネスによって、悟りをひらくことはできますか？

A9：マインドフルネスは「悟り」の道への入口であり、大事なステップと言われています。しかし、あくまでも入口です。また、どういう動機からマインドフルネスをするのかも、大切なようです。

Q10：マインドフルネスには、宗教はどう関係するのですか？

A10：マインドフルネスは仏教に由来しているものの「宗教色を排除したもの」として広がりました。しかし本来、宗教的な枠組のなかの一技法ですので、「切り離し」による混乱も見られます。本来はどういう枠組で使われているのかを理解するとともに、マインドフルネスの歴史的な由来に触れ、人類の思想の大きな流れのなかで理解することも、大切です。

Q11：マインドフルネスは、社会を変革する可能性を秘めているのですか？

A11：はい。可能性として、医療・教育・企業などのいろいろな場面でマインドフルネスをとりいれて、よりよいコミュニケーションがとれたり、新しい関係が築けたり、癒やしがおこったりする可能性があります。コンピュータや技術の進歩ともかかわります。

　しかし、マインドフルネスの流行や瞑想が、社会のなかで悪用される可能性もあります。また、社会の構造的問題をはぐらかす可能性もあります。しっかりとマインドフルネスを理解することが重要です。

Q12：マインドフルネスは、日本でこれからどうなるのですか？
A12：日本のなかでもし、「誇大広告」「金儲け主義」ともいえる
マインドフルネスが流行すれば、やがてメッキが剥げて廃れてい
くか、マインドフルネスに対するバッシングが起こる可能性があ
ります。

　しかしながら、マインドフルネスが本質的にもっている強みを
明確に理解し、利他の心からマインドフルネスを使っていくこと
ができれば、日本にいる個人や社会全体にプラスの動きとするこ
とができると思います。そもそも日本文化には、マインドフルネ
スが溢れていて、昔の人は嗜みとしておこなっていたとも言えま
しょう。

******　　　******　　　******

　さあ、マインドフルネスは "象"。
　悟りの光明を見る人も、この世における成功を夢見る人も、こ
の象を、いかにマインドフルネスの賢人たちが語るのか、ご一緒
に読み進めていただきたい。

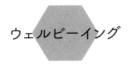

ウェルビーイング

Part 1　社会のなかでの応用

Part 2　科学技術との出会い

序章

マインドフルネスの
進化と真価

臨床パラダイムの知見から

～

大谷　彰

§　マインドフルネスは八正道に由来するが、八正道の正念から、特に"気づき"が分離され、中心となっている。

§　マインドフルネスのパラダイムには「ピュア・マインドフルネス」と「臨床マインドフルネス」がある。ピュア・マインドフルネスは、八正道のうち、正念のなごりをとどめる仏教的ライフスタイルを差す。

§　臨床マインドフルネスは、マインドフルネスを「手段」として利用。マインドフルネススキル訓練の治療的応用であるが、①新世代認知行動療法（MBSRなど）、②一般セラピーへの応用（必要に応じてマインドフルネスを用いる）、③マインドフルネスに基づいた介入（MBI）〜ビジネス・教育現場、などがある。

§　マインドフルネスの選り好みの問題がある。マインドフルネス効果の誇大視から、「瞑想難民」現象の発生がおこり、マインドフルネスの副作用（マイナス体験、「魔境」）から、「瞑想病人」現象の出現（トラウマなど）があるかもしれない。

§　マインドフルネスの真価発揮のためには、以下が必要。
†　"気づき"のみならず、技法の多様化が必要（コンパッションも含む）。
†　十把ひとからげではない、個人アプローチが必要。
†　「ガイドライン」の制定（実践についての要綱、指導者資格の明記と確立）が必要。

パーリー仏典経蔵中部118「入出息念経 *ānāpānasati-sutta*」には次の偈が記されている。[1]

　㈠　長い息を吸うときには、「長い息を吸う」と知る。
　　　短い息を吸うときには「短い息を吸う」と知る。
　㈡　長い息を吐くときには、「長い息を吐く」と知る。
　　　　短い息を吐くときには「短い息を吐く」と知る。
　㈢　「息を吸いながら、身体すべてを感じる」と精進する。
　　　「息を吐きながら、身体すべてを感じる」と精進する。
　㈣　「息を吸いながら、身体要素を静める」と精進する。
　　　「息を吐きながら、身体要素を静める」と精進する。

　これが現在実践されるマインドフルネスの原型である。教示から、（一）と（二）は呼吸の観察、続く（三）と（四）は呼吸による身体の観察であることが読み取れる。
　これに次いで、感情、心、現象の観察について述べられるが、仏教ではこの実践を総称して正念 *samma sati* と呼ぶ。正念の「念」にあたるパーリ語の 'sati' は元来、「追想、記憶、回顧、回想、（人や物事を）思い浮かべる、念頭におく」などを意味する多義語であるが、1881年にイギリスの仏教学者リース・ディヴィッズはこれを "マインドフルネス" と訳した。
　それから一世紀を経た1980年代初め、ジョン・カバット - ジンがこれに「注意を払う特定の方法で、意図的に焦点を現時点に定め、価値判断を下さない」という、「いま - ここ」での気づき（アウェアネス）を強調する定義を与え、定着するに至った。

紀元前5世紀の北インドに萌芽した仏教修行法が、21世紀の欧米はじめ日本でマインドフルネスとして開花した背景には何が潜んでいるのか？　本章ではマインドフルネスの進化を臨床パラダイムの視点から考察し、その真価と今後を論じてみる。

仏教修行における正念

　マインドフルネスのベースとなった正念は、〈八正道〉のひとつに位置づけられ、「身受心法において正しく知り、気づきを保ち、熱心に貪りと憂いを乗り越える」ことがねらいである[2]。正念は正精進（修行への努力）と正定（禅定）とともに「定 *samādhi*」のカテゴリーに属し、これらの統合実践により、修行者は「心を一つの対象に集中させ、落ち着かせ、安定させる。言語や概念の壁を突き破って命に直接触れる力をつける」ことが可能となる[3]。正念が〈八正道〉の一環として実践されることは、マインドフルネスの臨床応用では大きな意味をもつが、これについては後述する。

　正念では集中 *concentration* と洞察 *insight* が重視され、それぞれサマタ *samatha* およびヴィパッサナー *vipassana* と呼ばれる瞑想法が用いられる[4]。「いま‐ここ」での気づき（アウェアネス）を標榜する近年のマインドフルネスは「ヴィパッサナー」から派生したと思われる。しかしこのふたつの瞑想法の差異について、タイの高僧アーチャン・チャーは、サマタとヴィパッサナーは「枝の両端」のようなもので、実践においては表裏一体をなすと説いている[5]。初心者にとってマインドフルネスによる気づきが困難となりやすいのは、おおむね集中力の欠如から生じる注意散漫によるものであり、注意力の訓練よって次第に克服され、洞察が深まってゆく。

マインドフルネスのパラダイム

　欧米、特にアメリカへのマインドフルネス導入と受容プロセスについては他稿ですでに論じたが、マインドフルネスの進化プロセスで特筆すべきは、仏教の正念から乖離した新しいパラダイムの出現である。

　このパラダイムではマインドフルネスを精神修行としてではなく、心身障害の治療の目的で利用する。これが臨床パラダイムである。この目的で実践されるマインドフルネスは「臨床マインドフルネス」と呼ばれ、伝統的な仏教パラダイムに根ざした「ピュア・マインドフルネス」から区別されるようになった。現時点でのマインドフルネスのパラダイムを表示すると次のようになる【図1】。

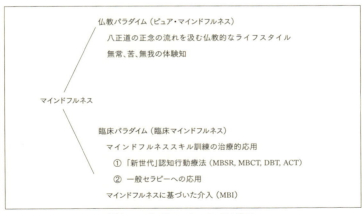

仏教パラダイム（ピュア・マインドフルネス）
八正道の正念の流れを汲む仏教的なライフスタイル
無常、苦、無我の体験知

マインドフルネス

臨床パラダイム（臨床マインドフルネス）
マインドフルネススキル訓練の治療的応用
　①「新世代」認知行動療法（MBSR, MBCT, DBT, ACT）
　② 一般セラピーへの応用
マインドフルネスに基づいた介入（MBI）

図1　マインドフルネスのパラダイム

　ピュア・マインドフルネスは、正念の名残を留める仏教的ライフスタイルのパラダイムを指す。実践者は仏教徒に限定されないが、「仏教知見」に賛意を示すことが根底に横たわる。マインドフルネス発生の底流とされるテーラワーダ仏教では無常 *anicca*、苦

dukkha、無我*anattā*が重視され、この体験知が修行の狙いである。

　先述したアーチャン・チャーは、「心は確実なものではない。身体も同じである。共に移り変わり（無常）、共に悩みの種となり（苦）、共に実体はない（無我）。……中略……これを見抜くことによって、心は執着から自由になる[8]」と述べている。世俗的に訳すと、「心も身体も自分の思いどおりにはならず、老、病、死の苦しみは不可避である。これを明察することによって人生の束縛から解放される」となろう。これがピュア・マインドフルネスのエッセンスである。仏教ではこれを「捨*upekkhā*」と呼び、心の平安*equanimity*を意味する。

　これに対し、臨床マインドフルネスは「マインドフルネス・スキル訓練の治療的応用[9]」と定義され、健常人の健康増進も含まれる。このパラダイムは、（一）「新世代」認知行動療法[10]と、（二）一般セラピーへの応用から構成される。

　（一）の代表としてはマインドフルネスストレス低減法*Mindfulness-Based Stress Reduction*（MBSR）、マインドフルネス認知療法*Mindfulness-Based Cognitive Therapy*（MBCT）、弁証法的行動療法*Dialectical Behavior Therapy*（DBT）、*ACT: Acceptance & Commitment Therapy*（アクセプタンス & コミットメント・セラピー）が著名である。一方、（二）の一般セラピーへの応用では、認知療法といった特定の理論的枠組みによらず、必要に応じてマインドフルネスが用いられる。セラピストの誘導によってクライアントの情動調性を図る「誘導（ガイディッド）・マインドフルネス」はこれの典型である。

　これらのアプローチに加えて、最近ではマインドフルネスに基づいた介入*Mindfulness-Based Intervention*（MBI）がポピュラーになりつつある[11]。一部にはMBSRとMBCTをMBIとみなす識者も見受けられるが[12]、通常は特定の障害（例：摂食障害、PTSDなど）や集団（例：受刑者、看護師など）を対象にマインドフルネスが適用される。近年注目される、教育現場やビジネス場面でのマインドフルネス活用も広義のMBIとみなしてよい。

パラダイムの撞着

　臨床マインドフルネスが定着し、人気が高まるにつれ、ふたつのパラダイムの間に亀裂が生じることになった。臨床パラダイムでは、マインドフルネスをうつ障害の治療やストレス低減、健康維持といった目的を果たす「手段 *a means to an end*」とみなす。これに対し、仏教パラダイムではマインドフルネスによる気づき（アウェアネス）に満ちた生活を第一義と捉える。つまり、手段ではなく人間としての「あり方 *a way of being*」である。仏典はこれを次のように記す〔パーリ原始仏典長部2〕[13]。

　前に進むとき後に戻るとき、修行僧は最大限の気づきを保ちつつ身を振舞う。前方を見つめるとき周囲を見回すとき、……手足を曲げ伸ばすとき、……内外の法衣をまとい托鉢に出かけるとき、……食物を口にし、……水を飲み、咀嚼し、飲み込むとき、……大小の用を足すとき、……行住坐臥、睡眠、覚醒、会話、沈黙のとき、修行僧は最大限の気づき保ちつつ身を振舞う。

　マインドフルネスは手段か、それとも人間としてのあり方か？これはマインドフルネスの本質に差し迫る命題であり、盛んに論じられている[14],[15]。仏教パラダイムからは曹洞宗僧侶としてアメリカに渡り、十八年間瞑想指導に携わった藤田一照が前者を習禅、後者を坐禅と分別し、「坐禅は習禅にあらず」と警告を発した[16]。一方、臨床パラダイムではMBCTの創始者らが提起した「することモード *the doing mode*」と「あることモード *the being mode*」による線引きが脚光を浴びた[17]。各々の概念は「（何らかの）結果を求めて努力する *striving for an outcome*」（「することモード」）、および「目前の過程をありのままに見つめる *observing the process as is*」（「あることモード」）を表す。共に理論的には明快であるが、実践では必ずしもそうではない。具体例を挙げてみよう。

マインドフルネスによる呼吸の気づき（アウェアネス）を繰り返している最中、しばらくすると足が痺れ、痛み出したとする。このとき、足を動かしたり、姿勢を変えることによって痛みの緩和を図るのが「することモード」である。これに対し、身体を動かさず、足の痺れと痛みをじっと観察し、それに伴う思考や感情をありのままに気づいて受け流すのが「あることモード」である。これが二つのモードの違いである。

　唯一、どうしても我慢ができない場合に限ってのみ、「することモード」と「あることモード」を折衷させたアプローチが許される。つまり身体を動かして不快感を鎮めながら、同時に「足を動かす、足を動かす」「姿勢を変える、姿勢を変える」「痛みが引く、痛みが引く」と逐次観察を繰り返すのである。[18]

　この例から判るように、実践における「することモード」と「あることモード」との関係は微妙であり、マインドフルネスが手段か、態度か、は必ずしも二者択一とは限らない。両者の複雑な関係性は、正念そのものが解脱の実践かつ目的（修証一如）とみなされることが裏づけている。

　しかし、ここでひとつの厄介な問題が生じる。マインドフルネス実践中の足の痛みはともあれ、慢性疼痛やうつ障害の反芻思考など、慢性症状や愁訴などにはどう対処すればよいのであろうか？

　そもそもこれが臨床マインドフルネスの狙いである。

　この点についてMBCTの先駆者マーク・ウィリアムズは「『することモード』から、**より効果的な**『あることモード』へシフトできる能力の養成」を力説している[19]〔強調筆者〕。すなわち「することモード」から「あることモード」への変換を治療の核心とみなすのである。それゆえMBCTによるうつ症状改善ではマインドフルネスのスキル訓練が必須とされ、その効果が現れるまでには一定時間を要する。

　こうした指摘にもかかわらず、臨床領域では依然マインドフルネスは態度のシフトではなく、手段として利用される傾向が強い。とりわけDBTやACTではマインドフルネスが中心的な役割を果たし、「治療テクニック」として実施される。これは**「あることモード」を「することモード」として適用する**ことであり、パラダイムの矛盾（パラドックス）である[20]。

　とは言え、臨床観点からは、マインドフルネスの有効な活用と即効を望むことは十分に納得できる。マインドフルネスのパラダイムをめぐる論議はこれからも続くであろうが、仏教パラダイムと臨床パラダイムが確立された今日、二者択一のパラダイムではなく、むしろ「見解の相違に同意する *agree to disagree*」歩み寄りが現実的となりつつあると言えよう。

マインドフルネスの選り好み

　臨床マインドフルネスのパラダイムにまつわる、もうひとつの深刻な問題はマインドフルネスの"ディバンドリング *debundling*"、すなわち「バラ売り」である。このテーマについては別稿で考察を試みたが[21]、その核心は正念の「選り好み *cherry picking*」と要約できる。

　すでに冒頭で指摘したように、マインドフルネスの基盤となった正念は〈八正道〉の一支則として、正定と並んで心の安定を目指す定samādhiのカテゴリーに統合されている。〈八正道〉はこれ以外に戒sīla（倫理にかなった行い：正語、正行、正命）、および慧paññā（洞察による智慧：正見、正思惟）を含む三種のカテゴリーから成り立ち、これらを合わせて「三学tisikkhā」と呼ぶ。大まかではあるが「三学」を臨床知見に当てはめると、適切な行動（戒）、落ち着き（定）、健全な思考（慧）となり、このシステムの修練と実践によって充実した生活の営みと、豊かな人間性の育成が可能となる。〈八

正道〉のどれかひとつが欠けると「三学」のバランスが崩れ、もはや機能しない。これこそが、マインドフルネスが"ディバンドリング"されたことへの懸念である。テーラワーダ仏教僧のアーチャン・ジャヤサロは、「染みで汚れた床をきれいにする方法を苦労して学ぶだけではなく（定：正念・正定）、まず汚さないようにすることが大切である（戒：正語・正行・正命）」と、わかりやすい譬えでこれを説明している。[22]

　"ディバンドリング"による仏教イメージの払拭、とりわけアメリカの白人中産階級の価値観を反映させた、マインドフルネスの「漂白化 *white washing*」は予想どおり大成功を収めた。米国国立衛生研究所 *The National Institutes of Health*（NIH）の統計によると、2007年度の時点ですでに総額40億ドル（約4274億円—2018年2月24日交換レート）がマインドフルネス関連の消費に費やされた！　いまやマインドフルネスはアメリカの主流文化に溶け込み、マスコミのセレブなどまでがその効果を喧伝している。[23]

　近年のニューエージブームに便乗した、マインドフルネスの商品化という珍妙な現象についてはジェフ・ウィルソンの著書[24]に詳しい。こうした現象はファーストフードのマクドナルドを文字って「マクマインドフルネス *McMindfulness*」と呼ばれている。[25]正念からマクマインドフルネスへと変貌し、「市民権」を得たマインドフルネスは独り歩きし始め、ここに暴走の危機が表面化した。臨床面からは、二つの危険性が挙げられる。

マインドフルネスの効能と副作用

　まず第一は、マインドフルネス効果の誇大視である。
　臨床マインドフルネスのエビデンスについては、アメリカとカナダでのメタ分析[26][27]はじめ、日本では林紀行による優れた分析結果[28][29]が発表されている。詳細はこれらの原著論文に委ねるが、結論から

言うと、マインドフルネスの効果量は中程度を示し、無治療（ノンアクティブ）グループとの比較では統計的な有意差が見られるが、認知行動療法などを用いた治療（アクティブ）グループとの検定では効果に有意な違いが見られない[30]。この事実を度外視し、最近では公共放送を含むマスコミまでが臨床マインドフルネスを「万能薬」とはやし立てる傾向が出始めた[31]。これは由々しきエラーであり、社会問題にも発展した。

　これの典型は「瞑想難民」という現象である[32]。仏教学者としてミャンマーで瞑想訓練にも勤しんだ魚川祐司は、タイで出家した日本人僧プラユキ・ナラテボーとの対談でこの現象を次のように分析する。

　いまの日本はちょっとした瞑想ブームで、それに関する言説の中には、瞑想があたかも「万能薬の処方箋」であって、それを実践すれば「仕事も人間関係も上手くいくし、病気も治るし、人格もよくなって、何もかもが成功します」といったような「誇大広告」をするものもある。しかし、瞑想というのは、もちろんそんなものではありません。……中略……実際、そういう「誇大広告」につられて、例えばテーラワーダのウィパッサナーをやってみた人が、思いどおりの「効果」が得られなくて失望したり、ひどい場合には精神状態を悪化させて「瞑想難民」になったりしているわけです。(pp.215-217)

　魚川の主張は最新のエビデンスに整合しており、マインドフルネス効果の誇大視と過信による「瞑想難民」の発生メカニズムを解き明かしている。

　臨床マインドフルネスがはらむ二番目のリスクは、実践に伴う副作用、すなわち「不快感」や「特異体験」である。

　禅瞑想で"魔境"と称される現象であるが、臨床マインドフルネスの安全性とリスクに関しては、これまで余り論じられることがなかった。仏教瞑想が伝播した1970年代のアメリカでこうした

瞑想反応について馴染みの薄かったこと、加えて臨床マインドフルネスの先駆けとなったMBSRの臨床効果が過大評価されたことが影響したものと考えられる。

　幸運なことに、こうした状況はここ数年になって変わりはじめた。一例を挙げると、イギリスのオックスフォード・マインドフルネス・センターの2016年10月号の機関紙にはルース・ベアとウィレム・カイケンによる「マインドフルネスは安全か？[33]」という記事が掲載された。このなかで、リトリート（合宿）形式のマインドフルネス訓練が特に問題になりやすい、と彼らは指摘している。

　この記事に次いで、マインドフルネスのもたらすマイナス体験の実態調査が、ジャレット・リンドルとウィロビー・ブリトンらのチームによって発表された[34]。この研究では三種類の瞑想（テーラワーダ、禅、チベット）実践者、総計60名から6年間にわたりデータが収集された。統計結果を見ると、72%が「リトリート中もしくは終了直後に問題が生じた」と答え、オックスフォード・マインドフルネス・センターの見解を裏づけている。個人の実践では28%が「不快体験あり」と回答した。不快反応のタイプについては「恐怖、不安、パラノイア」（82%）が抜きんでている。しかし特筆に値するのは、マインドフルネスによるトラウマ記憶の再体験である。これは実践者の習熟度にかかわらず、約半数近くの実践者（初心者43%、熟練者47%）に生じた。研究対象の被験者数が60名と比較的限られているにせよ、この論文に記されたさまざまのエビデンスは、マインドフルネス実践者、指導者、研究者にとって極めて貴重であり、一読に値する。マインドフルネスにより「瞑想難民」のみならず、「瞑想病人」の出現すらが危惧されるからである。

臨床マインドフルネスの真価を求めて

　以上、マインドフルネスの"進化"について「臨床パラダイム」の見地から考察してきたが、本稿を締めくくるにあたり、マインドフルネスの真価が発揮されるための諸条件についての所論を述べておきたい。

　筆者は、個人的にピュア・マインドフルネスを実践する傍ら、サイコロジストとして臨床マインドフルネスの治療に携わっている。仏教パラダイムと臨床パラダイムの併用体験を比較して実感させられるのは、現行の**臨床マインドフルネスの偏狭性**である。

　すでに記したように、マインドフルネスは本来多義語の sati が「アウェアネス」と訳され、それに即時性が付加されることによって、「価値判断を下さない、いま-ここでの気づき」という現在の定義と技法が定着した。しかしながら、マインドフルネスの概念は多岐多様であり、方法論は多種多彩を極める。これを黙視することは、臨床マインドフルネスの効果を矮小化し、ひいては本来の目的と価値を歪曲することにつながりかねない。MBSRをはじめとする「気づき」のマインドフルネスが普及したいま、改めてその定義を見直し、技法の多様化を進めることが望まれる。

　喜ばしいことに、現状はここ数年好転しつつある。その顕著な例は、コンパッション（慈しみ）の養成を狙いとする一群のマインドフルネス実践である。仏教の慈悲に基づくこの実践はラビング・カインドネス瞑想 *loving-kindness meditation* と呼ばれ、トラウマ症状やグリーフ、自責の念（シェイム）にかられるクライアントに適用される。[35]

　実践では、クライアントに安心感と安らぎを与えるイメージを積極的に想起させることが中心とされ、呼吸の気づきを重視する従来のマインドフルネスとは異なる。仏教瞑想視座からは、集中を図るサマタ瞑想とみなしてよい。ラビング・カインドネス瞑想

はPTSDをはじめとする多くの障害に用いられ、マインドフルネス段階的トラウマセラピー *Mindfulness-based Phase-Oriented Trauma Therapy*（MB-POTT）では、トラウマ体験者のセルフ・コンパッション養成の目的で活用される。[37]

　臨床におけるマインドフルネス技法の多様化は、もちろんコンパッションのみに限らない。原始仏典には臨床マインドフルネスに有用と思われる数々のアイデアが見られる。次に引用するのはパーリー仏典経蔵中部20の「考想息止経 *Vitakkasanthāna Sutta*」の一部である。[38]

　　比丘たちよ、意識を高めるために、折にふれて内省すべきことが五つある。その五つとは何か？　（瞑想中に不浄な考えに捕られたなら）……清い考えに注意を向けよ……（もしこれが十分でなければ）不浄な考えのもたらす結末を考えよ……（もしこれが十分でなければ）不浄な考えに注意を払わないようにせよ……（もしこれが十分でなければ）不浄な考えの原因が静止する様相に注意を向けよ……（そしてもしこれでも十分でなければ）歯を食いしばり、舌を上あごに押しつけ、心を抑え、不浄な考えを打ち砕き、発散させよ。（大谷, 2017, p.101）

　ここに説示された「不浄な考え」に対する漸進的な対処法は、うつや不安障害の反芻思考 *rumination* に適用可能なことは明瞭であろう。特に最後の説示は持続エクスポージャー *Prolonged Exposure*（PE）に整合するのは興味深い。これはほんの一例であるが、マインドフルネスに秘められた「ポストMBSR」の真価を垣間見ることができる。

　技法の多様性と並び、仏教修行としての瞑想指導は**個人のニーズや特性に合わせたもの**であった。[39]これは釈迦の説法が相手の能力や性格を配慮した対機説法であったことに照合させると、十分に納得できる。これとは対照的に現在のマインドフルネスは、個人差を考慮しない、いわゆる十把一からげ *one-size-fits-all* のマニュアル化されたアプローチである。臨床治療、特に心理療法において「ニ

ーズへの適応」が要求される今日[40]、臨床マインドフルネスも個人アプローチへのシフトが求められる。

　アプローチの多様化と個人ニーズへの適応もさることながら、マインドフルネスの真価発揮のために不可欠となるのは、**実践と指導に関する指針（ガイドライン）の制定**である。マインドフルネスの危険性が実証され、長年にわたり蔓延していた「安全神話」が崩壊した今、（一）実践についての要綱、および（二）指導者資格の明記と確立は、マインドフルネスの健全な理解と運用、その受容に欠かすことはできない。この状況を真摯に受け留めたイギリスではいち早く「全英マインドフルネス関連指導者訓練組織ネットワーク *UK Network for Mindfulness-Based Teacher Training Organisations*」を立ち上げ、マインドフルネス関連コース指導向けの実践要綱や、指導者リスト、MBCTなどマインドフルネス全般の参考資料をオンラインで無料公開している[41]。欧米に並び、マインドフルネスが爆発的な勢いで広まりつつある日本の現状を考えると、一日も早い対策が切望される。こうした方策によってのみマインドフルネスの真価が発揮され、認められるのである。

文　献

1 ）大谷彰（2014）『マインドフルネス入門講義』金剛出版, p.37.
2 ）井上ウィマラ・大谷彰（2017）「マインドフルネスの諸相を探る　連続対談第 1 回：仏教瞑想と心理療法のマージナルな領域」サンガジャパン, 26, p.229.
3 ）同書.
4 ）Nyanaponika, T. (1968). The power of mindfulness. Buddhist Publication Society.
5 ）Chah, A. (2011) *The collected teachings of Ajahn Chah*. Aruna Publications., p.430.
6 ）大谷彰（2014）前掲書.
7 ）大谷彰（2017-b）「マインドフルネスの『逆輸入』への対応 —— Acculturation（異文化間接触）の視座から」精神科治療学, 32 579-583.
8 ）Chah, A. (2011) *The collected teachings of Ajahn Chah*. Aruna Publications., 230.
9 ）Baer, R.A. (2003) Mindfulness training as a clinical intervention: A conceptual and

empirical review. Clinical psychology: Science and practice, 10, p.125.

10）熊野宏昭（2012）『新世代の認知行動療法』日本評論社.

11）林紀行（2014）「マインドフルネスとエビデンス」関西学院大学人間福祉学研究, 7, 63-79.

12）Crane, R.S., Eames, C., Kuyken, W., Hastings, R.P., Williams, J.M.G., Bartley, T., Evans, A., Silverton, S., Soulsby, J.G. and Surawy, C. (2013) Development and validation of the Mindfulness-Based Interventions–Teaching Assessment Criteria (MBI: TAC). Assessment, 20, 681-688.

13）大谷彰（2017-b）前掲書, p.15.

14）Monteiro, L.M., Musten, R.F., & Compson, J. (2015). Traditional and contemporary mindfulness: Finding the middle path in the tangle of concerns. Mindfulness, 6, 1-13.

15）Purser, R.E. (2015). Clearing the muddled path of traditional and contemporary mindfulness: A response to Monteiro, Musten, and Compson. Mindfulness, 6, 23-45.

16）藤田一照（2010）「座禅は習禅にあらず」サンガジャパン, 1, 88-100.

17）Williams, J.M.G. (2008) Mindfulness, depression and modes of mind. Cognitive Therapy and Research, 32, 721-733.

18）Mahasi, S. (1971). The satipatthana vipassana meditation. Department of Religious Affairs.

19）Williams, J.M.G. (2008) op.cit., 729.

20）大谷彰（2016）「アメリカにおけるマインドフルネスの現状とその実践」精神療法, 42, 491-498.

21）同書.

22）Jayasaro, A. (June 21, 2017) *Dealing with negativity.* Retrieved from https://youtu.be/7IIIHR5hT3c.

23）Purser, R.E., Forbes, D., Burke, A. (Eds.) (2016). *Handbook of mindfulness: Culture, context, and social engagement.* Springer., p.v.

24）Wilson, J. (2014). *Mindful America: The mutual transformation of Buddhist meditation and American culture.* Oxford University Press.

25）Safran, J.D. (2014). McMindfulness: The making of well-being. Psychology Today (Online). Retrieved from https://www.psychologytoday.com/blog/straight-talk/201406/mcmindfulness.

26）Goyal, M., Singh, S., Sibinga, E.M., Gould, N.F., Rowland-Seymour, A., Sharma, R., Berger, Z., Sleicher, D., Maron, D.D., Shihab, H.M. and Ranasinghe, P.D. (2014) Meditation programs for psychological stress and well-being: A systematic review and meta-analysis. JAMA Internal Medicine, 174, 357-368.

27）Khoury, B., Lecomte, T., Fortin, G., Masse, M., Therien, P., Bouchard, V., Chapleau, M.A., Paquin, K. and Hofmann, S.G. (2013) Mindfulness-based therapy: A comprehensive meta-analysis. Clinical Psychology Review, 33, 763-771.

28）林紀行（2014）前掲書.

29）林紀行（2017）「マインドフルネスの治療効果のエビデンス：精神科治療への導入と展開」精神科治療学, 32, 585-590.

30）大谷彰（2016）前掲書.

31) NHK（2016年9月28日）「ボケない！ 脳が若返る『めい想パワー』SP」Retrieved from http://www9.nhk.or.jp/gatten/articles/20160928/index.html.

32) プラユキ・ナラテボー・魚川祐司（2016）『悟らなくたって、いいじゃないか —— 普通の人のための仏教・瞑想入門』幻冬舎.

33) Baer, R.A., & Kuyken, W. (October 2016) *Is mindfulness safe?* Oxford Mindfulness Center.

34) Lindahl, J.R., Fisher, N.E., Cooper, D.J., Rosen, R.K., & Britton, W.B. (2017). The varieties of contemplative experience: A mixed-methods study of meditation-related challenges in Western Buddhists. PloS One, 12, e0176239. Retrieved from http://journals.plos.org/plosone/article?id=10.1371/journal.pone.0176239.

35) Hofmann, S.G., Grossman, P., & Hinton, D.E. (2011) Loving-kindness and compassion meditation: Potential for psychological interventions. Clinical Psychology Review, 31, 1126-1132.

36) Kearney, D.J., McManus, C., Malte, C.A., Martinez, M.E., Felleman, B., & Simpson, T.L. (2014) Loving-kindness meditation and the broaden-and-build theory of positive emotions among veterans with posttraumatic stress disorder. Medical care, 52, S32-S38. Retrieved from http://journals.lww.com/lww-medicalcare/Abstract/2014/12001/Loving_Kindness_Meditation_and_the.9.aspx.

37) 大谷彰（2017-a）『マインドフルネス実践講義 —— マインドフルネス段階的トラウマセラピー（MB-POTT）』金剛出版.

38) 同書.

39) Blomfield, V. (2012) *Gautama Buddha: The life and teachings of the Awakened One.* Quercus.

40) 竹端寛（2016）「『ニーズの特定』から『ニーズへの適応』へ」精神看護, 19, 18-20.

41) Mindfulness Centre News. Retrieved from http://oxfordmindfulness.org/news/is-mindfulness-safe/.

自著参考資料

『マインドフルネス入門講義』『マインドフルネス実践講義 —— マインドフルネス段階的トラウマセラピー（MB-POTT）』〔金剛出版, 2014/2017年〕など。

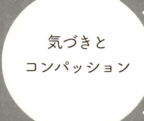

気づきと
コンパッション

Part 1

セルフケアと
瞑想

心理カウンセリング
の
なかで

佐藤　豪

§　マインドフルネスにおける瞑想は「今、ここ」に生きることを受け入れるセルフ・コントロールの方法に重きがおかれており、心身医学的治療法として広く用いられている自律訓練などの技法と共通している。

§　心理療法や心身医学的治療法ではセルフ・コントロール技法のガイドラインが明確にされ適応範囲や制限も明確に提示されているが、マインドフルネス瞑想ではそれがあまり明確に提示されていない。

§　マインドフルネスがさらに多様な人々に広がってゆくことは望ましいが、その注意点や問題点についてもさらに明確にしてゆくことが望まれる。特に自我境界の弱い人にどのように適用するか、自我の混乱を起こさないためにどのような配慮をするかなどを検討してゆくことが重要である。

§　マインドフルネスは、欧米流の知性偏重や競争的環境にあるビジネスリーダーにとっては有効であると思われるが、禅文化を含む日本的な伝統の中では独自のさらなる発展に向けての研究を目指すことができるであろう。

　近年 "マインドフルネス" に関する出版物は膨大な数に上っており、「マインドフルネス・ブーム」と言ってよい状況になっている。こういった書物については、やはり、玉石混淆と言えるような状況がある。

　多くの一般に読まれている本のなかで中心とされているのは、個人の瞑想などのワークである。「今、ここ」での意識集中をおこない、過去や未来にとらわれず今の時間に生きようとすることは、人間にとって非常に重要なことである。

　当然のことながら多くの心理臨床では、「原因と結果」という視点で心理的問題をとらえようとする。そのために、さまざまなパラダイムに基づいて、悩んでいる人の原因探しがおこなわれることになる。この過程のなかでは、単純にひとつの原因を探せばよいということにはならず、原因の探求も、そこに介入するセラピストのパラダイムによって多様になる。これに対して、問題そのものよりも「今、ここ」に生きることを受け入れるマインドフルネスは、「悩んでいる」という状態で苦しんでいる人にとって、「ありのままを受け入れる方法」として価値をもっている。「今、ここ」ということは、ゲシュタルト療法や森田療法の基本となる考えであるし、他の多くの心理療法でも、このような考え方を提唱している。

　しかし我々は、さまざまな記憶や考え、思いにとらわれてしまい、そのために「今を生きる」ことができにくくなっている。また、しばしば指摘されるように、現代社会のなかでは、インターネットなどのさまざまなツールがあるために、直接体を動かし、

時間と手間をかけながら、人間関係を構築したり、そのなかで自分自身を知るということが、少なくなっている。「直接体験」が少なくなることから、「知性偏重」といった状態のなかで、体験が伴わず頭のなかだけで考えてしまうということがある。このような状態のなかで、現実から遊離して、極端に言えば自分の思い込みだけで生きている人が増えている。

　実際のカウンセリングの現場では、このような固まった自分の考えだけで生きている大勢の人と向き合うことになる。自分の思い込みだけで生きていることのなかには、防衛機制も働きやすくなり、現実を見ずに自分のなかに引きこもっている人も多く見られる。普通に生きている人にも、このようなことはさまざまな側面でありうることだが、悩みに苦しむ人は、自分の想念にとらわれすぎているために、いわゆる神経症的な症状を呈する人が多く見受けられる。

　このような状態は多くの心理療法のなかで指摘されており、「いかに人間が多くのことに囚われ、そのために悩むのか」ということが示されている。また、悩みから解き放たれるということは、現代社会において、神経症的な情動過剰な状態や、さまざまな心身の疾患を引き起こすストレッサーから逃れることになり、心身の健康にとって大きなメリットもたらすものであると言えよう。このような点からも、「今、ここ」に立ち返り、自分の思い込みから自由になる"マインドフルネス"の考えは、非常に素晴らしいものと言える。

マインドフルネスとセルフ・コントロール

　臨床心理学のなかではさまざまなセルフ・コントロールの技法が考えられており、実施されている。例えば自律訓練法は、シュルツが体系化した技法として、とりわけ心身症の治療などに使わ

れてきた長い伝統がある。自律訓練法はそもそも、催眠法によって得られるさまざまな身体的な変化や精神的な変化を分析することから、体系化されてきたものである。

　自律訓練法の指導のなかでなかなか難しい課題となるのは、その動機づけと言えるだろう。一日に三回程度の訓練をずっと続けてもらうためには、動機づけがうまくなされなければならないが、逆に、動機づけが強くなりすぎて「これさえ毎日おこなっていれば自分は癒される」と思ってしまうと、どうしても力んでしまって、自律訓練法で言うところの受動的注意集中や適度なリラックスということができにくくなってしまう。このような自律訓練における過剰な動機づけや現実から遊離した思い込みなどの問題点は、自律訓練法の習得段階における身体的な反応（例えば腕が重い）が適切に得られないということによって、自律訓練法が適切におこなわれていないということを知り、ある程度、修正することができる。自律訓練法において身体的な反応をチェックしながら心の問題にアプローチしようとする利点は、まさに、勝手な思い込みによって問題のあるような心理状態に入らなくてすむということである。

　このような点に関しては、マインドフルネスの瞑想は「意識を集中する」ということにスタートラインがあるため、どうしても、「身体を使う」という現実と接点をもつことが適切に出来にくい、という難点があるように思われる。

セラピストの存在

　一般的な心理療法あるいはカウンセリングを考えたときには、そこにセラピストの重要性がある。

　心理療法そのものは非常に多様で、ここでいちいち指摘する必要もないが、それぞれ拠って立つ理論的な基盤は別にしても、基

本的にセラピストの寄り添いによってクライアントが自分自身と直面するというステップが存在する。このようなセラピストのあり方によって、クライアントは自分自身の防衛機制に気づいたり、自分のなかにある本当の姿（社会的には望ましくないような願望やネガティブ感情）に気づいたりということができる。人間が自分の本当の姿に気づいたり、自分のあり方を変えようとすることは、本来、苦しく難しいことである。それに気づいて乗り越えていくためにはセラピストの暖かい協力が必要である、というのが従来の心理療法の考え方である。

このような視点の基盤となる考え方は、カウンセリングに来るクライアントが、自分一人では対処できないさまざまな問題をセラピストと共に生きようとする点である。しかし、人間が本来「自分自身を変える」ことに強いネガティブ感情や精神的な不安定さを示すことは確かであり、それを軽減しながら自己変容や自己変革へと向かってゆくのは、なかなか大変なことである。

そもそも人間は、多くの不全感や悩みをもっているのが当然のことである。これを「あるがまま」に見ようとする"マインドフルネス"はひとつの光明であるといえるが、"マインドフルネス"の場合、多くの出版物が示しているのは、自分自身での瞑想やワークが多い。それを実践しようとする人に「セラピストのような寄り添いの存在がどのように機能するか」というのも、"マインドフルネス"のひとつの課題であると思われる。

自我の混乱に関する問題点

カバットジンが述べているように、"マインドフルネス"の起源には禅の考えがあるが、座禅においてはしばしば「魔境」といった状態が指摘される。

日本の心身医学の草分けとも言える池見酉次郎は「魔境」につ

いて、「それまで無意識であった衝動が噴出して化け物的な状態に陥るものと、正常な意識状態では、感じ取れない自分を生かす大自然からのささやきが聞こえたりすると、俄かに大悟に達したように錯覚する『勝境』がある」と述べている。座禅の修養だけではなく、ユング心理学における自我のインフレーションも、ほぼ同様のことを指しているという指摘もある。

　いずれにしてもこのような状態は、無意識のなかにあったさまざまな願望や衝動性といったものが意識のなかに侵入してくることによって、心のバランスを崩し、現実から乖離した状態を起こすと言えるだろう。瞑想などの方法では、そのような危険性をチェックすることが必要であると思われる。

カルマという傾向の蓄積

　カバットジンは心のなかの衝動性について、その行動傾向が蓄積されて、行動パターンとして固定してしまうものを「カルマ」と呼んでいる。彼は「このような心の中の衝動性をただ、座っているときに見ており、衝動の性質が思考であることを理解する。このような過程の中で実際に破壊的な衝動を集中、平静、無為という炎の中で燃やしつくすことが出来る」と述べている。

　このような考え方については、まさにそのとおりであると思われるが、やはり、強い怒りなどを持っている人が、その感情と距離を置いて、瞑想のなかでその感情を適度に発散し、コントロールしていく、というのはなかなか難しいことではないだろうか。しばしば自律訓練法の場面においても、強い怒りのために訓練に導入することができない場合や、訓練が終わった後に怒りを表出してしまう人などもいる。セラピストはこのようなことに十分に配慮して自律訓練法の指導をおこなうが、それでもコントロールできないことがしばしばある。このようなことからすると、人が

自分自身で瞑想に入ったときに怒りなどの感情をうまくコントロールして昇華することは、なかなか困難であると思われる。

身体の活動による現実との接点

瞑想するという点に関して言えば、「瞑想状態からどのように現実に精神状態を戻すか」ということが、ひとつの重要な点ではないかと考えられる。例えば自律訓練法で言えば消去動作というステップがあり、それによって自我の変容状態から現実に戻るという手続きをとっている。

座禅に関して言えば、作務と呼ばれる日常生活におけるさまざまな身体を使った作業があり、森田療法では、治療の基本として集団作業をおこなうことによって、現実との接点を持たせている。

このように身体を使った作業をおこなうことは、瞑想によって現実から遊離しやすい状態を現実に向かわせるために重要であると言える。自律訓練法や内観療法、絶食療法など従来から心身医学的治療として用いられているものには、ガイドラインとなるものが明確にされており、その適応の範囲もかなり厳しく制限されている。

“マインドフルネス”が多くの人に親しまれさらに広まっていくのは、たいへん喜ばしいことと考えられる。その一方で「問題点」についても明確にしていく必要があると思われる。

まとめ

現在、広まりつつある“マインドフルネス”は、「今、ここ」という考え方に基づいて自己変容をおこなっていく手法として、大きなメリットを持っていると言えよう。

　"マインドフルネス"が欧米のビジネス・リーダーに広く受け入れられているのは、従来の欧米のビジネスリーダーの理想像が知性偏重であり、厳しい競争を強いられる状況にさらされていることが背景にあり、このような状況を緩和し、自分自身に向き合う方法として"マインドフルネス"が非常に有効であると考えられる。

　これに対して日本には、禅に関わる文化があり、茶道、華道を代表とする、単なる技能ではなく心を練る伝統的な方法がある。

　このような点も踏まえながら"マインドフルネス"の幅広い展開に期待するものである。

参考文献

カバットジン, J.／田中麻里監訳／松丸さとみ訳『マインドフルネスを始めたいあなたへ』〔星和書店, 2012年〕p.2311.

久保千春編『心身医学標準テキスト 第3版』〔医学書院, 2009年〕

長谷川和夫『森田療法入門』〔サンマーク文庫, 1999年〕

ヴェルニ, K.／中野信子監訳『図解マインドフルネス —— しなやかな心と脳を育てる』〔医道の日本社, 2016年〕.

自著参考資料

『タイプA行動パターン』分担執筆〔星和書店, 1993年〕、『医療・健康心理学』分担執筆〔福村出版, 1989年〕など。

chapter

2

ピュア・マインドフルネス
の
「目的地」

魚川祐司

§　「臨床マインドフルネス」と「ピュア・マインドフルネス」の
目的地の差異は、「世俗の生活において『上手くやる』こと
を目的としているのか、そうでないのか」の違いである。価
値の「上下」はない。

§　「ピュア・マインドフルネス」（テーラワーダ仏教のウィパッサナ
ー）では、「何かを欲してそれを得られた時に感じる幸せで
はなくて、何も求めない時に感じる幸せことが本当の幸せ
だ」という認知があり、「瞑想すれば上手くいく」ということ
ではなく、「上手くいこうがいくまいが気にならなくなる」と
いうこと（基本的には、二つの目的は一致しない）。

§　実践しようとしている瞑想技法の「目的地」を考えずに、
やみくもに実践をおこなうと、「瞑想難民」となってしまう可
能性がある。

§　人々の仏教や「悟り」に対する漠然とした憧れを半ば意
図的に利用して、「このマインドフルネス瞑想をやれば、悟
りも達成できるし、世俗の社会生活も上手くいく」といった
ような、あたかもマインドフルネスが「万能薬」であるかの
ような宣伝文句で、人々を引きつけようとする瞑想指導者
もいる。厳重注意が必要。

はじめに

　2016年に刊行された書籍『悟らなくたって、いいじゃないか』〔幻冬舎新書〕において、筆者は共著者のタイ・テーラワーダ仏教僧侶、プラユキ・ナラテボーとともに "瞑想難民" の問題について論じた。"瞑想難民" とは「自身にとって幸福と感じられる生を求めて瞑想を実践したのに、そうすることで、ますます不幸になってしまう人々」のことである。

　同書においては "瞑想難民" が生じる原因を、多様な瞑想技法がそれぞれに示している実践の「目的地」について、瞑想実践者自身が把握できていないケースがしばしば見られるという、仏教および瞑想技法に関する「パースペクティブの混乱、あるいは不在」に求めた。ただ、同書はあくまで「仏教」の枠組からマインドフルネス（ウィパッサナー瞑想）について考えるものであったため、仏教的な枠組を前提とせず、むしろそこから離れようとする方向性を有する臨床的なマインドフルネスとの対比に関しては、必ずしも主題的に扱われていない。

　そこで本稿においては、大谷彰の「ピュア・マインドフルネス」および「臨床マインドフルネス」という用語区分を借りつつ、両者の（場合によっては、半ば意図的な）混同も "瞑想難民" を生み出す要因になり得るのではないか、という問題について、仏教瞑想の実践者・著述者の立場から、簡単な考察を加えてみることにする。

ピュアと臨床のマインドフルネス

　『悟らなくたって、いいじゃないか』でも述べたことだが、仏教の各宗派において、瞑想というのは基本的に、その宗派において目指すべきとされる"悟り"（そう明示的に言われる場合と、そうでない場合があるが）の実現へと実践者を方向づける「修行」に他ならない。これは、現代において臨床の場で指導・実践されるマインドフルネスの源流にあたる、テーラワーダ仏教のウィパッサナー瞑想においても例外ではなく、それは少なくとも原理的には、テーラワーダ仏教の信徒たちが、この宗教において到達すべき「目的地」である、解脱・涅槃（いわゆる"悟り"）を実現するためにデザインされている瞑想技法に他ならない。したがって、仏教において実践されるマインドフルネス（ウィパッサナー瞑想）は、第一義的には心身両面での治療（あるいは健康の増進）のために実践される臨床的なマインドフルネスとは、少なくともその最終的な「目的地」に関して異質なものであると考えられる。

　この「仏教において実践されるマインドフルネス」と「臨床的なマインドフルネス」について、大谷彰は前者を「ピュア・マインドフルネス」、後者を「臨床マインドフルネス」と呼称して区別している。[*1]この両者を分けて考えるのは適切なことであり、また本稿の議論のために便利でもあるので、以下ではこの大谷の用語を借りて、叙述を進めることにする。

「上手くやる」ことが目的なのか
そうでないのか

　さて、最初に注意しておかねばならないが、「ピュア・マインドフルネス」と「臨床マインドフルネス」の両者のあいだに、少な

くとも筆者は、価値的な上下があるとは考えていない。両者のあいだにあるのは価値の「上下」ではなくて、本稿の用語で言えば実践の「目的地」の「差異」であって、それらの実践を志す人々は、自身がそれによって何を実現したいのかをよく検討したうえで、その目的に合った実践の技法を選択すればよい。ただし、「上下」はなくとも「差異」はあるのだから、実践しようとしている瞑想技法の「目的地」を考えない（あるいは、知らされない）まま、やみくもに実践をおこなってしまうと、その「目的地」が自身の目指すところと異なっていた場合には"瞑想難民"となってしまう可能性もあるので注意しなければならない、というのが本稿の趣旨である。

　では、「臨床マインドフルネス」と「ピュア・マインドフルネス」のそれぞれの「目的地」には、どのような「差異」があるのか。それは、本稿の文脈に即して端的に言えば、「世俗の生活において『上手くやる』ことを目的としているのか、そうでないのか」という違いである。

　「臨床マインドフルネス」は、既述のとおり、その実践者が心身両面で健康を増進したり、あるいは企業などで実践される場合には、仕事の能率や創造性などを高めるために行われるわけであるから、これは明らかに世俗の生活において「上手くやる」ことが実践の目的になっている。

　他方、「ピュア・マインドフルネス」の、少なくとも究極的な「目的地」は、必ずしもそうしたものではない。たとえば、ウィパッサナー瞑想は既述のとおり、本来はテーラワーダ仏教の信徒たちが、その宗教上の目的を実現するためにデザインされた瞑想技法であるが、その「宗教上の目的」の第一のものは、「世俗の生活において『上手くやる』こと」ではまったくないのである。

ウィパッサナー瞑想の「目的地」

　では、テーラワーダ仏教の信徒たちがウィパッサナー瞑想によって実現すべき、宗教上の第一義的な目的とは何であるのか。その答えは非常にシンプルであって、「瞑想修行によって涅槃に至り、渇愛を滅尽して苦なる輪廻的生存状態から解脱し、二度と生まれてこなくなること」である。

　このことは、仏教の開祖であるゴータマ・ブッダが最初の説法（初転法輪）で語り、テーラワーダのみならず、すべての仏教思想の基礎となったところの「四諦説」を確認すれば、ただちに理解することができるので、以下に該当部分を引いてみよう。

　さて、比丘たちよ、苦の聖諦とはこれである。即ち、生は苦である。老は苦である。病は苦である。死は苦である。怨憎するものに会うのは苦である。愛するものと別離するのは苦である。求めて得られないのは苦である。要するに、五取蘊は苦である。

　さて、比丘たちよ。苦の集起の聖諦とはこれである。即ち、再生をもたらし、喜びと貪りを伴って、随所に歓喜する渇愛であって、つまりは欲愛、有愛、無有愛である。

　さて、比丘たちよ、苦の滅尽の聖諦とはこれである。即ち、その渇愛を残りなく離れ滅尽し、捨て去り、放棄し、執著のないことである。

　さて、比丘たちよ、苦の滅尽に至る道の聖諦とはこれである。それは即ち、聖なる八支の道であって、つまりは、正見・正思・正語・正業・正命・正精進・正念・正定である。

　見られるとおり、この四諦の教説でゴータマ・ブッダが言っていることは、基本的にはたいへんシンプルである。まず、最初の「苦の聖諦」（苦諦）で「生きることは苦である」と凡夫の現状を指摘し、二番目の「苦の集起の聖諦」（集諦）で「その苦には原因がある。それは渇愛である」と原因を究明する。そして三番目の

「苦の滅尽の聖諦」（滅諦）で「原因である渇愛を滅尽させれば、苦も滅尽する」と解決策を宣言し、四番目の「苦の滅尽に至る道の聖諦」（道諦）で「苦を滅尽させるには方法がある。それは八正道である」と方法を明らかにする。要するに、衆生が生老病死等の苦を繰り返し経験する原因は、再生をもたらす渇愛であって、それを「残りなく離れ滅尽」すれば、輪廻的生存状態の苦からも解脱することができるということである[*2]。テーラワーダ仏教におけるウィパッサナー瞑想は、ゴータマ・ブッダの語った、この宗教上の目的を実現するための修行法（のひとつ）に他ならない。

「上手くいく／いかない」 にとらわれないこと

　ならば、この「ピュア・マインドフルネス」に属するウィパッサナー瞑想を修することで実践者が導かれる「目的地」は、「世俗の生活において『上手くやる』こと」と一致するのか。筆者は、それらを一致させることは、たいへん難しいことであると考える。

　たとえば、右の四諦説において、ゴータマ・ブッダが徹底的に滅尽（消滅）させるべきことを強調している「渇愛」というのは、仏教において、喉の渇いた者が水を求めるように、感覚の対象を盲目的に希求するという、衆生の根源的な煩悩（欲動）のことを意味している。だが、ただちにわかるとおり、そうした根源的な欲動を失ってしまった人間は、労働 production と生殖 reproduction とを基礎として運営されている、世俗の社会生活に参加し続けることはできない。より快いものを求める物欲も性欲も滅尽してしまったのであれば、それによって駆動されている労働と生殖のシステムの一部となって、他の普通の人々と同様に生活し続けることは不可能になるからである。

　この点に関しては、ゴータマ・ブッダ自身も、たとえば阿羅漢

（煩悩を滅尽した修行完成者）となった弟子のヤサについて、彼の心は煩悩から解脱してしまっているから「かつて在家であった時のように、卑俗に戻って諸欲を享受することはできない」と言っている[*3]。つまり、ゴータマ・ブッダの仏教において、その究極的な目的を達成した人間は、もはや世俗の生活を普通に営むことは不可能になるのであって、だから現代でもテーラワーダ仏教の僧侶たちは、労働と生殖を放棄した、文字どおりの「出家」生活を送るわけである。

　こうしたピュア・マインドフルネスの方向性は、ウィパッサナー瞑想をテーラワーダ仏教の伝統に則ったかたちで在家者に指導する僧侶たちにも同様に見られる。たとえば、ミャンマーの高名なテーラワーダ僧侶であり、瞑想指導者であるウ・ジョーティカは次のように言う[*4]。

　　執着は重荷です。
　　ほとんどの人は、主に欲しいものを得た時に幸せを感じる。
　　本当の幸せは、何も求めないことです。

　この「何かを欲してそれを得られた時に感じる幸せではなくて、何も求めない時に感じる幸せこそが本当の幸せだ」という認知に至ることが、物欲と性欲に駆動される労働と生殖の社会を生きるうえで必ずしも適応的とは言えないことは、明らかであろう。世俗の生活において「上手くやる」ということは、物質的あるいは感情的な、何かしらの対象を希求（渇愛）して、それを首尾よく獲得するということを基本的には意味するが、ピュア・マインドフルネスが実践者に示す「目的地」は、そもそも何も求めることがなく、したがって、それを得られようが得られまいが、そんなこととはまったく関係なく幸せであるという境地である。すなわち、「瞑想すれば上手くいく」ということではなくて、「瞑想すれば、上手くいこうがいくまいが気にならなくなる」ということが、ピ

ユア・マインドフルネスが実践者に提示できる「目的地」である
わけだ。

「すべて」を解決する瞑想はない

さて、駆け足ではあるが、ここまでピュア・マインドフルネス
の目指す「目的地」の性質および、それが「世俗の生活において
『上手くやる』こと」を目的とする臨床マインドフルネスの目指す
ところとは必ずしも一致しないことについて、概観的に検討して
きた。

最後に、筆者自身の立場と意見を簡単に述べておくと、まず既
述のとおり、筆者はピュア・マインドフルネスと臨床マインドフ
ルネスに、価値の上下を認める立場ではない。両者は単に目的の
異なった瞑想技法であるに過ぎないのであって、実践者がそのど
ちらを選ぶのかは、本人が「瞑想を実践することによってどうな
りたいのか」によることである。

また、ピュア・マインドフルネスが世俗の生活において「上手
くやる」ことと、**結果的に**繋がる可能性も、筆者は必ずしも否定
しない。たとえば、臨床マインドフルネスの出発点となった、慢
性疼痛に対する療法などとしては、ピュア・マインドフルネスが
「痛かろうが痛くなかろうが、それによって己の幸福度は左右され
ない」という態度を養成し得るという点において、十分に役に立
つ可能性があると思う。[*5]

ただ、そのように慢性疼痛への療法的な効果などを期待するの
ではなくて、もっと広汎に、社会的な人間関係の中において「上
手くやる」ことを実践者が求める場合、ピュア・マインドフルネ
スはそのための、少なくとも**直接的な**手段にはならないと筆者は
考える。

この点に関しては、ピュアと臨床の双方のマインドフルネスが、

互いの相違を明確に意識したうえで、自分たちの技法が実践者を
どこに導くのか、ということを明示すべきであるのだが、なかに
は人々の仏教や"悟り"に対する漠然とした憧れを半ば意図的に
利用して、「このマインドフルネス瞑想をやれば、悟りも達成でき
るし、世俗の社会生活も上手くいく」といったような、あたかも
マインドフルネスが「万能薬」であるかのような宣伝文句で人々
を引きつけようとする瞑想指導者もいないわけではない。この点
に関しては、厳に注意が必要であろう。

註
*1　この区別に関しては、大谷彰「アメリカにおけるマインドフルネスの現状とその
　　実践」〔『精神療法』42-4, 2016年, pp.491-498〕を参照のこと。ただし、筆者自身はここ
　　で述べられているような「ピュア・マインドフルネス」の立場をとるものでは必
　　ずしもない。
*2　引用のテクスト、および四諦説について、より詳しくは、魚川祐司『仏教思想の
　　ゼロポイント』〔新潮社, 2015〕p.58ffを参照のこと。
*3　魚川前掲書, p.36.
*4　ウ・ジョーティカ『自由への旅』魚川祐司訳〔新潮社, 2016年〕p.309.
*5　この点について詳しくは、ウ・ジョーティカ前掲書p.183ffを参照のこと。

自著参考資料
『仏教思想のゼロポイント ── 「悟り」とは何か』〔新潮社, 2015年〕、『だから仏教は面白い!』〔講談
社+α文庫, 2015年〕など。訳書にウ・ジョーティカ『ゆるす ── 読むだけで心が晴れる仏教法話』『自
由への旅 ── 「マインドフルネス瞑想」実践講義』〔新潮社, 2015/2016年〕など。

ピュア・マインドフルネス
と
瞑想

❧

プラユキ・ナラテボー

§　タイにおいても現世的な利益のために瞑想をおこなう
　　人が増えてきた。タイには、代表的な五つの瞑想法があ
　　る。

§　日本やタイでは、苦しみから抜け出そうと瞑想していくう
　　ちに、さらに多くの苦しみを抱えてしまう「瞑想難民」が増
　　えている。

§　「瞑想難民」が生じてくる原因として、どんな瞑想法も技
　　術や道具に過ぎず、刃物と同じように、瞑想者がそれを使
　　いこなせるだけの能力を備えていなければ「副作用」も生
　　ずる、ということがある。とりわけ瞑想は、心という微細な
　　生命現象にはたらきかける繊細な技術である。

§　瞑想難民になるリスクを減らすためには三つのポイント
　　がある。一つ目は「律」の重要性。二つ目が、心に生じてき
　　た現象に対して、苦しみを増幅させるような対処行動をと
　　らないこと。三つ目に、良き仲間や、師がいることである。

　今日、マインドフルネスがポピュラーになり、実践する人の数も増えてきている。本稿ではマインドフルネスの源流ともいわれる原始仏教を今もなお信仰、修行しているタイの仏教と瞑想をめぐる現状の概括と、私自身が三十年にわたってタイや日本で瞑想指導して見えてきた瞑想実践に際しての問題と解決について述べたい。こうした私の瞑想指導の経験がマインドフルを実践する人、また指導する人たちの何らかの参考になれば幸いである。

タイ仏教の変貌

　ブッダの発見した法（ダルマ）のひとつに「無常」がある。"変化"を意味する言葉である。近年、タイ仏教に大きな"変化"の潮流が訪れている。それは、瞑想を実践する在家者がどんどん増えてきていることだ。

　タイ仏教は「タンブン仏教」と称されてきた。タンブンとは徳を積む善行全般を意味する言葉だが、一般には在家者が寺院や僧侶へ食事や金品などの布施をする行為を指す。僧侶は瞑想をはじめとした仏道修行に励む。在家者はそうした僧侶たちの集い（僧団：サンガ）を「福田」（福をもたらす田んぼ）とみなし、僧団に施しをすることで、来世の幸せが約束されるという構図であった。

　ところが、最近こうした構図が崩れてきた。在家者みずから瞑想修行に寺を訪れ、また自宅で実践するようにもなってきたのである。その目的も「来世のため」といった意味あいでなく、いま

現在の自身の心の安定を図るため、「メンタルを強化して、職場でも家庭でもストレスを感じずに過ごせるように」といった現世的な利益を求めて瞑想に励む人が多くなってきた。これは、欧米や日本でマインドフルネスを日常生活に取り入れて、ストレスフリーな生活を、あるいは仕事のパフォーマンスの向上を目指す、という流れと同様のものとみなしていいだろう。

ブッダの教えた瞑想

ブッダは「サマタ Samatha（止）」と称する集中系と「ヴィパッサナー Vipassana（観）」と称する気づき・洞察系の二種類のタイプの瞑想法を弟子たちに教えた。

「サマタ」はマントラを唱えたり、特定のイメージ対象に意識を繰り返し向けていくことで安定した集中力を培い、心の状態の変容を目指すコントロール系の瞑想法である。

一方、「ヴィパッサナー」は、その瞬間瞬間に生じてくるものごとをありのままに自覚して気づくことを繰り返しながら、洞察を育んでいく非コントロール系の方法である。この二つの瞑想法を合わせて「サマタ・ヴィパッサナー Samatha-Vipassana（止観）」と称する。

仏伝によれば、ブッダは出家後、二人の師につきサマタ系瞑想を最高度に極めたが、それでもなお心の平安は得られず、その後みずからが編み出したヴィパッサナー系瞑想によって、解脱・涅槃に至ったとされている。

タイの代表的な五つの瞑想法

タイでは、この二つのタイプの瞑想法のうちどちらを強調する

か、どの対象に主に意識を向けていくか、ラベリングをするかしないか、あるいは、指導者によって若干のテクニックが加えられるなどして、さまざまな瞑想法が実践されている。そのうちよく知られている代表的な瞑想法は、以下の五つである。

(一)「プットー (ブッダ)」瞑想法
(二)「サンマー・アラハン (正・阿羅漢)」瞑想法
(三)「ユップノー・ポーンノー (縮み・膨らみ)」瞑想法
(四)「アーナーパーナ・サティ (出入息念)」瞑想法
(五)「チャルーン・サティ (気づきの開発)」瞑想法

　以下、五つの瞑想法を概説しておこう。
　最初の二つ、「プットー」瞑想法は、息を吸う時に「プッ」、吐く時に「トー」と心のなかで唱えながら呼吸をしていき、禅定を深める。また、「サンマー・アラハン」瞑想法では、「サンマー・アラハン」と唱えながら「水晶球」や「光の玉」のイメージに意識を集中させて情緒の安定を図っていく。いずれもサマタ系の瞑想である。
　三つ目の「ユップノー・ポーンノー」瞑想法は、ミャンマーのマハーシ長老由来の瞑想法で一般に「マハーシ式瞑想法」として知られている。この瞑想法では、お腹が縮んでいくときには「ユップノー (縮む)」、お腹が膨れてゆくときには「ポーンノー (膨らむ)」と言語化しながら認知していく。また歩行スタイルでは、一歩一歩ゆっくりと歩を進め、その足の上げ降ろしのプロセスを「ヨックノー (上げる)」「ヤーンノー (運ぶ)」「ジアップノー (降ろす)」とラベリングしながら歩く。また、身体感覚や心の状態についても、「暑い」「寒い」「眠い」「怒り」「慢」「妄想」などなど、逐一ラベリングしながら確認していく。
　四つ目の「アーナーパーナ・サティ」瞑想法は、ブッダ直伝の伝統的なヴィパッサナー系瞑想法である。呼吸への気づきを手がかりにして、身体 *Kaya*、感受 *Vedana*、心 *Citta*、法 *Dhamma* という順序で

徐々に精妙化する四つの対象領域を、それぞれ四つの視点で洞察していく形式で、全部で16段階の瞑想プロセスを経ていく。

　五つ目の「チャルーン・サティ」瞑想法は私の住むスカトー寺をはじめとして、タイ国内の約200ヶ寺、その他アメリカや中国などでも最近は実践されるようになった。私も日本へ一時帰国の際にはこの瞑想を主に指導している。

　この瞑想法の特徴は、基本的に開眼で、手や足を一定のリズムで動かしながら、その一連の動きに気づいていく。そのようにおこなっているうちに、ふらふらと心がさまよい始める。それに気づいたら、あるがままに受け止め、すかさず手や足に気づきを戻していく。ブッダが強調した気づきの力を育むことにより、アーナーパーナ・サティと同様、心身のはたらきやプロセス、そして構造や法則としてのダルマを直観していくのである。

「瞑想難民」化問題
瞑想実践で生ずる問題と生じてくる仕組み

　ところで最近、瞑想をめぐっての新たな問題が、タイでも、また日本でも、クローズアップしてきている。苦しみから抜け出そうと瞑想をしていくうちに、逆にさらに多くの苦しみを抱えてしまう"瞑想難民"が増えているのである。

　たとえば、瞑想に取り組むうちに体調を壊したり、抑うつ感、絶望感や自己嫌悪感を感じるようになったり、人間関係がぎくしゃくするようになったり、なかには、統合失調症や離人症、感情障害や摂食障害のような不調をきたす人もいる。

　その要因として瞑想をストイックにやりすぎて、心身機能のバランスを崩すケースが多い。心身の土台がしっかりと整っていない状態で、心というデリケートな対象に強引にアプローチした結果、それまで自然に機能していた生命状態が撹乱し、心身の調和

が乱れ、通常の認知状態に戻る柔軟性も失われてしまい、種々の症状となって現れてくるのである。

たとえばこんな感じである。精神状態がちょっとすぐれないので、「瞑想で解決しよう」と思いたつ。けれども、集中が思うように続かず、「俺はダメな人間だ」と考えて、無能力感や絶望感に陥ってしまう。心を楽にしようと思って始めた瞑想が、いつの間にか「苦悩の増幅法」にすり替わる。しかも本人はそれに気づかずに、「いつかは成果が……」と自己を叱咤しながらやり続ける。そのうちに種々の精神障害を発症。心がさまざまな不調シグナルを発していたにもかかわらず、無理してやり続けることで症状を悪化させてしまうのである。

"瞑想難民"が生じてくる原因は、ある特定の瞑想法の欠陥ではない。どんな瞑想法も技術や道具にすぎない。刃物という道具が、使いようによっては人を殺傷する凶器になるからといって、それを「欠陥品」とみなすことはない。とりわけ瞑想は、心という微細な生命現象にはたらきかける繊細な技術である。それゆえ、瞑想者がそれを使いこなせるだけの能力を備えていなければ、当然こうした「副作用」も生ずるわけである。

また、こんなケースもあった。私のお寺に来た人のなかに、始終「あっちが痛い、こっちが痛い……」と訴えていた女性がいた。聞いてみると、以前はそんなことなかったのに、細かい身体感覚への集中を研ぎ澄ます瞑想に取り組むようになってから、そうした症状に見舞われるようになったという。

たとえば、服を身に着けていれば、常にからだが擦れているわけだから、ある種のむず痒さやくすぐったい感覚が起こってきてもいいようなものだが、私たちはそれを通常、感じない。生活に支障をきたさぬよう、身体があえて感じ過ぎないように機能しているのだ。ところが感覚集中は、その対象をデフォルメしてしまう。それゆえ彼女のような不具合も生じてくる。また、以前気にならなかった周囲の音がすごく気になるようになって、日常生活

のなかでイライラや恐怖感を感じることが多くなるといったケースもよく聞く。

その他に、ラベリング系の瞑想で、心に対してラベリングしていくうちに、いつの間にか自分が発した言葉の威力に圧倒されてしまう、あるいは虜になるといった人も少なくない。

たとえばある人は、浮かんできた感情に「欲」「怒り」「慢」などと逐一ラベルを貼り付けているうちにだんだんと自分に嫌気が差し、気分が落ち込むようになり、気がついてみたら、うつ病にかかって薬を服用する状態になっていたという。またある人は、浮かんできた思考はすべて「妄想」とラベリングするよう指導を受けて、一生懸命がんばっているうちに、いつの間にか、見るもの聞くものが嫌悪の対象になってしまったという。

この原因は、ラベリングの際に用いられる "言葉" にカギがある。"言葉" には双方向的な性質があり、ネガティブなニュアンスを纏う言葉を発すると、それに応じてネガティブなイメージも心に喚起されてしまう。怒りに対して「怒り」とラベリングすれば、それによって新たに怒りのイメージを心に生じさせ、苦しみを増す。

また、ラベルを貼る際に用いられる言葉も、その人なりの「色メガネ」にかなった恣意的なものとなる。すなわち、ネガティブな心情にあれば、結局ネガティブなラベルしか思い浮かんでこない。

また、自然に浮かんでくる思考を、「妄想」というような否定的な意味合いを帯びているラベルで一括りにしてしまうことによって、感情や思考を否定し、さらには自己嫌悪に陥ったり、世間に対して否定的・厭世的になったりもするのである。

「瞑想難民」化リスク削減のポイント

　では、こうした"瞑想難民"になるリスクを減らし、安全に苦しみを減じていくにはどうしたらよいか？　そのポイントを三つほど提示しておこう。

　『アーナーパーナ・サティ・スッタ（出入息念経）』の冒頭で、ブッダが弟子たちに述べた言葉がある —— 「修行者たちよ、この教え *Dhamma* と律 *vinaya* を携えて、修行者は瞑想に取り組みなさい」。
　ここでいう「教え」とは、ブッダが試行錯誤の末に見出した滅苦に至るための道を示す正しい技法である。一方、「律」はその道を実際に辿っていくにあたっての基本ルールだ。車を運転して目的地に至るためには、車を運転する技術に加え、目的地までの正確な地図が必要である。さらには、基本的な交通ルールも守っていかなければ、さまざまなリスクに遭遇してしまう可能性がある。
　瞑想という技術を用いて、デリケートな心というものにアプローチしていく際にも、こうした適切な地図や基本ルールを携えたうえでおこなうということが、何よりも大事である。
　ところで現実の瞑想実践や今日のマインドフルネスにおいては、その点が少々おろそかになっている感も否めない。仕事のスキル向上や会社の繁栄のために瞑想に取り組むというのもいいが、言動において慎みをもち、不要に他者を苦しめることなく、また、自分が持っているモノや能力を他者に積極的に分け与える……そういった道徳的な基盤を確立したうえで瞑想実践に取り組むことが、"瞑想難民"になるリスクを減らすのである。

　二つ目に、心にふっと生じてきた現象に対して、苦しみを逆に増幅させてしまうような役に立たない対処行動をとらずに、適切

な対応をしていくということが大切だ。

　役に立たない対処行動とはどんなものだろう。大きく分ければ、増幅、攻撃、回避の三種類がある。それに対して、適切な対処も三種類、気づき、受けとめ、理解することである。これらを仏教用語に当てはめれば、前者が「貪瞋痴」反応。後者が「念定慧」対応ということになる。このように、瞑想を進めていくうえで、たとえどんな現象が心に生じてきても、それに無自覚な反応行動をとるのではなく、自覚的に適切な対応行動が取れるかどうかが大きなポイントである。

　三つ目に、善き仲間や師がいることも「瞑想難民」にならずに、苦しみからの解放の道を歩んでいくのに大事な条件である。ブッダもこの「善き仲間」の大事さについてはそこかしこで説かれている。

　瞑想をしていくうえで、善き仲間と共に歩むのは励みになる。また、瞑想に取り組んでいるうちに、何らかの問題が生じてきた際、道の先達である師に指導を仰ぐことで、軌道修正を図っていくことも、道を安全に歩んでいくうえで大事な条件となるのである。

自著参考資料

『「気づきの瞑想」を生きる —— タイで出家した日本人僧の物語』〔佼成出版社, 2009 年〕、『苦しまなくて、いいんだよ。—— 心やすらかに生きるためのブッダの智恵』〔PHP 研究所, 2011 年〕、『悟らなくたって、いいじゃないか —— 普通の人のための仏教・瞑想入門』〔幻冬舎新書, 2016 年〕、『自由に生きる —— よき縁となし、よき縁となる。抜苦与楽の実践哲学』〔サンガ, 2016 年〕など。

Part 2

悟りの道
への入口

光明へ

マインドフルネスを超えて

永沢 哲

§　大乗仏教におけるマインドフルネスについて考えるうえ
でもっとも重要なポイントの一つは、マインドフルネスが、
"利他"性と密接に結びついて理解される点だ。

§　二つ目のポイントは「マインドフルネスから"空"性の知
恵へ」という点。いかなる現象も独立した永続する実体性
（我、自性）を持たない。そのことを直接に理解する瞑想（四
念処）には、「観察」だけではなく「分析」も必要。その果て
に志向性を持った意識のはたらきは全て消え去る。この
純粋な輝きに満ちた叡智の境地にあるとき、煩悩や思考
のすべては、一時的に現れた幻ないし蜃気楼として、ある
いは澄み渡って海のさざ波のようなものとして、現れるよう
になる。そして、輝きに満ちた純粋な知恵に変化する。

§　仏教におけるマインドフルネスは、ストレスを低減させ、
創造性や認知力を向上させ、社会へのより良い適応をも
たらすために存在してきたわけではない。心の本性を発
見し、光明へ、そしてついには完全な仏陀の境地に人間
を導く、大変重要な入口のひとつであり続けた。そのこと
を忘れるとき、人類が生み出したもっとも貴重な宝は、私
たちの手からこぼれ落ちてしまう。

一体、太陽のごとくであることが何の役に立つのかね。太陽の宮殿にお
けると同様、彼の宮殿でも、存在は感覚の幻影にすぎないのに。すべ
てが流れゆく、はかない蜃気楼にすぎないのに。すべてがはかないの
だよ。われわれも、獣も、芸術家も、妖術師も、神官も、戦士も、女
たちも……。〔アストゥリアス『グアテマラ伝説集』〕

マインドフルネスと利他の心

　大乗仏教におけるマインドフルネス（「憶念」「正知」）について考
えるうえで最も重要なポイントのひとつは、マインドフルネスが
利他性と密接に結びついて理解されるようになった点だ。

　殺生してはいけない。盗んではいけない。上座部であれ、大乗
であれ、仏教は、他を害する行為を禁止している。けれども、大
乗仏教では、それにくわえて、利他的動機にもとづいて行為する
ことの重要性が、とりわけ強調されるようになった。

　大乗の菩薩の修行をテーマに書かれたシャンティデーヴァ『入
菩薩行論』〔七世紀〕は、こんなふうに語る。

　わたしは、保護者なき者の保護者、旅行者の隊長となりたい。彼岸
に渡ろうと願う人々の舟、堤、橋となろう。生きとし生けるものたち
のために、灯を求める者には灯となり、寝床を求める者には寝床とな
り、召使いを求める者には召使いとなりたい。生きものたちのために、
如意宝珠、幸運の壺、成就の真言、如意樹、如意牛になりたい。あり
とあらゆる空間に存在する無量の有情にとって、地（水・火・風）の原質が、

さまざまに役立つように、一切が（輪廻の苦を免れて）静寂を楽しむその時まで、わたしはさまざまの支援を与えたい……。[*1]

　瞑想のために座るときは、もちろんだ。「生きとし、生けるものたちのために、悟る。そのためにすわるのだ」、そんなふうに考えてから、すわる。そのことによって、瞑想の修習はたいそう力強いものになる。

　だが、人間の行為は、すわっての瞑想に限られるわけではない。実際に、利他のためにどのような行為を実践するのか、どんな方法や手段をとるのかは、状況によって、相手によって変化する。だから、行為のルールを戒律のかたちでリストアップして表現するのは、とても出来ない相談だ。

　どんな行為であれ、大切なのは、そこに利他的な動機が貫いていることだ。たとえ行為の外見が「善」だったとしても、虚栄心や社会的認知を求める気持が動機になっているなら、その行為は「善」とはいえない。もし利他的でない心によって駆り立てられているようなら、そのことに気づいて、変化させる必要がある。

　そのためには、自分の心身の状態を観察する「正知」がとても大切だ、と考えられているのである。

　『入菩薩行論』は、大乗の修行の根本である六つの完成（「六波羅蜜」）に加えて、「正知」を独立の章として含んでいる。この章には次のように書かれている。

　学処（学ぶべき事柄）を護ろうと願う人は、努めて心を護らねばならぬ。動きやすい心を護らないでは、学処は護りえない。　発情した野生の象が、この世で惹きおこす災厄は、放任された心の象が、無間地獄等で惹きおこす災厄に遙かに及ばない。　しかし心の象が、（仏法に対する）憶念の縄で完全に縛られれば、一切の危難は去り、すべての安寧がえられる。[*2]

　身体と心の状態を間断なく省察すること、これがまさに、正知の定義である。[*3]

　この章に限らず『入菩薩行論』の全体を読んでいて気づかされるのは、「憶念」と「正知」という二つの言葉の意味に、揺らぎがあることだ。

　先ほどの引用からわかるとおり、「憶念」（サンスクリット語smṛti、パーリ語sati）は、自分の状態に「気づいている」という意味ではなく、「ブッダの説いた真理をつねに忘れず、心に保っておく」という意味でしばしば用いられている。それに対して「正知 *samprajanya / sampajañña*」は、自分の状態を観察し自覚していることを意味することが多い。[*4]

　けれども、「憶念」（あるいは“念”）という言葉が、「気づき」や「観察」「自覚」を意味するものとして使われることもある。そして、そのことは、他の大乗仏典においても変わらない。たとえば、自分の身体、感覚、心、現象全般（にかかわる概念）を観察する「四念処」の場合、“念”は、観察ないし自覚を意味するものとして用いられるのである。

マインドフルネスから空性の知恵（「知恵の完成」）へ
── 四念処 ──

　大乗仏教におけるマインドフルネスをめぐる、二番目に重要なポイントは、この「四念処」とじかにかかわっている。大乗仏教の「四念処」は、（上座部仏教におけるように「苦」「無常」「無我」の真理を認識するためではなく）空性の知恵を獲得するための方法として実践されるのである。[*5]

　『入菩薩行論』の第九章は空性の知恵（「般若」）を論じたものとして名高い。この論書には、インドにおいてもチベットにおいても、多くの注釈書があらわされた。そのいずれもが空性の知恵と、その知恵を獲得するための「四念処」の説明に、多くのページを割いている。

　いかなる現象も、独立した永続する実体性（「我」「自性」）を持たない。そのことを直接に理解する。この "空" 性の知恵を生じさせるための、大乗風の「四念処」の瞑想は、だいたい次のようなステップを踏む。[*6]

〈身念処〉
＊身体を観察し、吟味する　→　身体の空性を悟る　→　そのままリラックスする。
① 身体は、手足など部分を集めたものと同じか、別か？　身体は、どこから生まれ、どこに存在し、どこに行くのか、よく吟味する。
② それによって、身体には自性（不変、独立の実体）がないことを、はっきり理解する。
③ そのまま、無我の境地にリラックスする（等持する）。

〈受念処〉
＊感覚（快・苦）を観察し、吟味する　→　感覚の空性を悟る　→　リラックスする。
＊快・苦として生じる感覚こそが、執着と怒りをはじめとするすべての煩悩の土台にあることを理解する。
① 快・苦の感覚と、感覚主体である心は、同一か、別かを観察し、吟味する。快・苦の感覚は、どこから生まれ、どこに存在し、どこに行くのか、よく吟味する。
② 感覚には自性がないこと（空であること）をはっきり理解する。
③ そのまま、リラックスする。

〈心念処〉
＊五種の知覚（前五識）、意識、心の現象（怒り、執着など）を観察し、吟味する　→　心には土台、根拠が存在しないことを如実に理解する　→　リラックスする。
① 視覚（眼識）、聴覚（耳識）、嗅覚（鼻識）、味覚（舌識）、触覚（身識）、意識の六つの知覚・認識作用は、心の連続的な流れにおいて、前と後、善と悪など、多様にあらわれる。それらは、自分の心と同一か、別か？

② 好悪、法と非法、執着と怒りなど、多様にあらわれる心は、同一か、別か？ 同一だとするなら、唯一である心に、執着や怒りなどが、多様にあらわれる理由は何か？ そうした心の現象は、一時的な副次的条件(縁)の力によって生じるのだとするなら、副次的条件によって変化することがなく、対象(対境)とも接触することのない、心そのものの本体は、いかなるものか？ 存在するのか、無なのか？ 常なのか、無常なのか？

③ 以上について、よく観察、吟味する。それによって、心には土台も根本もない、という真実をまぎれなく理解する(決定する)。そのままリラックスする。

〈法念処〉
① 身体、感覚以外の、表象ないし世界構成作用(想)、意志作用(行)、複数の構成要素から作られたのではない現象(「無為」――二種類のニルヴァーナと虚空)の三つからなる知識の対象は、すべて自性(永遠・独立の実体としての性質)を持たず、真実には実在しない。二元論的な観念を超えた空性であると、はっきり理解する(決定する)。

② 相対的真理(世俗諦)においてあらわれる現象は、夢のごとき戯れである。それ故、執着も、怒りも捨てるように、行為を訓練する。

③ 究極の真理(勝義諦)において、どんな現象も、まったく自性を持ってはいないことをはっきり知り、確信する。それによって、執着も怒りもなく修行し、究極の認識にいたる。

マインドフルネスと知恵の完成

　この大乗流の四念処の大きな特徴は、「観察」とともに「分析的知性」が大きな役割を果たしていることだ。

　説一切有部や経量部といった仏教の理論的学派は、さまざまな現象を分析していくと、世界の究極の構成要素(有法、刹那、極微)に突き当たると考えた。それに対して、般若経やそれをもとに発達した中観哲学は、こうした思考や認識のプロセスそのものが、

世界からある部分を取り出し、名づけ、解析しようとする心のはたらきによって支えられており、そこには根源的なパラドックスがはらまれていることを明らかにしようとする。

　経量部が考えるように、物質的な現象を構成する究極の粒子（「極微」）があったとしよう。この究極の粒子は「これ以上分解できないもの」として定義されている。けれども、何かが「存在する」という言明には、位置と空間的な広がり（次元）の概念が含まれている。広がりがあるならば、さらに部分に分けることができるはずだ。しかし、それでは、「分解できない」という定義と矛盾することになる。

　世界を構成するすべての要素が"空"であり、何も実体を持たないことを理解するための、大乗流の四念処においては、こうした鋭利な「分析的知性」が、身心を繊細に観察する裸の注意（"念"）と、同時にはたらくことになる。

　まず初めに、自己の理性（＝覚）によって、（身体から）この皮膚なる覆いを剥がして考えよ。次に知恵（＝般若）の刃によって、骨組みから肉を切り放て。さらに、一々の骨を離し、中なる髄を見よ。そして、そこに何か本質的なものがあるかどうかを、みずから省察せよ。かように努力をもって探求しても、汝に本質的なものは、認められない。（『入菩薩行論』^{*7}）

　身体や物質的現象だけではない。心にあらわれるさまざまな現象も、同じだ。心にあらわれる現象を精密に観察する。すると、それらがどこかに「ある」わけではないこと、さまざまな条件が折り重なった相互依存的関係（縁起）の中から生まれてくること、すなわち空であることが明らかになる。

　煩悩は対象に存せず、感官の集団に存せず、その中間にも存しない。然らばそれは何処にあって、全世界を攪乱するか。それは、ただ幻にすぎない。それゆえに、心臓よ、怖畏を去れ。知恵（＝般若）のために

励みを行えよ。どうして汝は、奈落で自己をいたずらに苦しめるのか。
（『入菩薩行論[*8]』）

　からだも、こころも、人間の存在を作りなす五つの構成要素（「五
蘊」）のすべては“空”である。すべての現象は実在しない。にも
かかわらず、あたかも存在するかのように、あらわれる。そのあ
りようは、幻のごとく、あるいは焔（陽炎）のごとく、あるいは水
面に映る月、虚空、響、ガンダルヴァの城、夢、影、鏡に映る映
像、幻術によって作り出されたものに似ている（『二万五千頌般若経』）。
　こうした空性の認識に慣れ親しむことによって、何か事物が存
在するという習慣的な見方（「習気」）は消滅する。「何もない」と
繰り返し考え、慣れ親しむことによって、“空”であるという観念
もまた消滅する。事物は存在の土台を失い、対象（所縁）として、
心にあらわれなくなる。

　実在する、実在しないという観念が、心にもはや存在しなくなる時、
対象（所縁）はなくなる。その時、完全な静寂があらわれる。（『入菩薩行論[*9]』）

　「観察」と「分析」の果てに、志向性を持った意識のはたらき
は、すべて消え去る。概念も、対象も、志向性も持たない清らか
な叡智が、赤裸々にあらわれてくる。
　この静寂のなかであらわれてくる純粋な叡智を、大乗の伝統は
「知恵の完成」「光明」「心の本性」、あるいは「明知」「大いなる正
知」と呼んできた[*10]。
　そして、純粋な叡智はふつうの心を超えているのだ、と般若経
典は語るのである。
　大乗仏教における菩提心、すなわちすべての生きとし生けるも
の（「無量の有情」）のためにブッダになろう、そして利他を行じよ
うという心は、無限（無量）の概念を突きつけることによって、「一と
多」といった二元的観念を破壊する。その点において、空性の認識

085

にとても近いところに、わたしたちの心を導く力を持っている。

　また『入菩薩行論』は、心を一点に集中して、思考が完全に停止した静寂な状態を生み出す「禅定の完成」の方法として、上座部仏教においてよく用いられる呼吸の観察ではなく、すべての生きものの苦しみを引き受け、逆に、じぶんの幸福を贈る「抜苦与楽」（gtong len）をおこなうように指示している。この「抜苦与楽」の修習は、思考の停止状態をもたらすとともに、我執と、特に怒りの感情を破壊する強烈な力を持っている。

　けれども、菩提心や「抜苦与楽」の修習も、まだ思考から完全に自由ではない。「知恵の完成」あるいは「心の本性」は、思考をともなう心を超えている。それはすべての思考を超え、心を超え、光り輝いているのだと、般若経典は語る。

スブーティ「世尊よ、知恵の完成は理解しがたいものです」
世尊「というのは、スブーティよ、知恵の完成は心によっては知られず、心の近づきがたいものだからだ」
「世尊よ、知恵の完成はつくられたものではありません」
世尊「スブーティよ、つくり手が認められないから、知恵の完成はつくられたものではないのだ」（『八千頌般若経』[*11]）

「世尊よ、知恵の完成は光明です」
世尊「シャーリプトラ、清浄であるからだ」（同[*12]）

「心というものは心ではありません。心の本性は浄く輝い（てすべての汚れを離れ）ているのです」（同[*13]）

「大いなる正知」

　この純粋な叡智の境地にある時、煩悩や思考のすべては、一時的にあらわれた「幻」ないし「蜃気楼」として、あるいは、澄み

渡った海の水面に立つさざ波のようなものとして、あらわれてくるようになる。

それとともに、身心に注がれる観察や注意は、別のレベルにジャンプする。煩悩や思考に巻き込まれないように注意しなければならない。あるいは、煩悩から身を引き離して、観察しなければならない。そうした観念や、そこから生まれるかすかな緊張から解き放たれた、輝きに満ちた純粋な知恵に変化する。

「大いなる正知」や「明知」という表現は、そのことを意味している。大乗仏教の全体をテーマに、11世紀にチベットで書かれた論書は次のように述べている。

　大いなる平等（「捨」）とは何か？　（すべての現象は）幻のごときであるとはっきり理解していること、好ましくないもの（煩悩）と、それに対置されるもの（対治）が分かたれることのない大いなる正知（＝明知）をそなえていることだ。そのことによって、好ましくないもの（煩悩）を捨てようと努力することも、真実を悟ろうと努力することもなく、何も変えることのない（無作為の）境地に、あるがままにとどまるのである。蜃気楼の場合、、、、水はない。にもかかわらず、青く、動いているように見えるのにすぎない。（ロンソム・チューキサンポ『入大乗理趣論』[*14]）

思考や煩悩や知覚は、何もない"空"からあらわれ"空"に消え去る。海面にあらわれる波のようなものだ。すべての存在の根底には、真っ青に澄み渡った大空のような空性と叡智の統一状態が横たわっている。この大空のような境地に、無作為のままとどまり、深い安らぎのなかでゆったりリラックスしなさい。

チベットで最も高度な密教とされるゾクチェン（「大いなる完成」）の伝統は、この対象も概念も志向性ももたない裸の叡智（「心の本性」「明知」）のなかに、無作為のまま安らぐことを強調する。そして、そうした無為の修習を、座っているあいだだけではなく、日常生活のなかでも続けることを、「緊張からの完全な解放」khregs chod と呼んでいる。

〈光の浄土〉

　青空のように広々とした、無為の叡智のなかに、ゆったりとリラックスする。そうしていると、身体、心、世界のあらわれは、しだいに浄化され、光に満ちたものに変容していくと般若経典は語る。

　大乗仏典のなかで、ブッダから無限に放射される存在の光について、もっともはっきり表現しているもののひとつは、『十地経』〔『華厳経』十地品〕である。完全なブッダの境地にいたる直前、菩薩の十地である法雲地に入ると、その全身からは、すべての生きものの煩悩と苦しみを消し去る清らかな光の雨が注がれるようになる、と『十地経』は語る。

　さまざまな三昧が現前すると、直ちに大きな蓮華が現れてくる。この蓮華は、世間の境界を超出している。その蓮華の上にこの菩薩が座って禅定に入ると、無数の蓮華が現れ、そして十方世界から無数の菩薩が現れてきて、その一つ一つの蓮華に坐って三昧に入る。するとその時すべての世界が大振動をおこして、同時にすべての苦悩が消えて、全世界は光明に包まれていく。そしてこの菩薩が大蓮華の上で禅定に入ると、菩薩の両足の裏から無数の光明が放たれて、その光明が無間地獄にまで光明が届いて、地獄の衆生のすべての苦悩が消える。また両方の膝のチャクラから無数の光明が放たれて、今度は畜生の世界を照らして、畜生のすべての苦悩が消える。次に菩薩の臍のチャクラから光明が放たれて、餓鬼の世界に至って、その苦悩が消える。次に左右の両脇から光明が放たれて、人間の世界に至って苦悩が消える。両方の掌から光明が出て、天上・阿修羅の世界の苦悩が消える。両肩から光明が放たれて、声聞の世界を照らす。次に背中と首から光明を放って、縁覚の世界を照らす。面門すなわち口から光明が放たれて、初発心から第九地に至るまでの菩薩を照らす。眉間の白毫から光明が放たれて、灌頂地の菩薩を照らす。最後に、頂上、頭のてっぺんから光明が放たれて、すべての如来の世界を照らす。こうして身体のあちこちから放たれたすべての光明が大輪となって、大虚空に浮かんでいる。[15]

「憶念」から、「知恵の完成」あるいは「光明」へ。身心の構成要素を観察する大乗のマインドフルネス（「四念処」）の修習は、光に満ちた心の本性の発見をもたらし、さらに身心を浄化し、光の浄土を誕生させる。[*16]

　ゾクチェン密教の最も高度な修習である「超躍」thod rgal の瞑想は、先ほど述べた透明な叡智に無為のまま安らぎつづける「緊張の完全な解放」を土台としながら、この身心の浄化と光の体験の深化のプロセスを、急激に加速する。

　1957年、東チベットで「虹の身体」を悟った、イルン・ソナム・ナムギェルの場合もそうだった。[*17]

　三十歳になったある日のことだ。狩人の仕事をぷっつり止めた彼は、石に観音菩薩のマントラを彫る職人になってしまった。それとともに、地元に住む密教行者の弟子になって、修行を始めたのである。

　月日がたち、子供も育ちあがった。洞窟での孤独な隠棲修行が三年目に入った頃のことだ。僧院で学問を積み、仏教哲学の博士となった息子が会いに行くと、こんなふうに言った。

　「一体どうしたことだか、見るもの、聞くもののすべてが、無数のブッダたちの光のマンダラになってしまったのだよ。」

　それからさらにこう言った。

　「でも、それもすべて消えてしまった。今はもう何もない。空になってしまった」

　仏教におけるマインドフルネスは、ストレスを低減させ、創造性や認知力を向上させ、社会へのよりよい適応をもたらすために、存在してきたわけではない。心の本性を発見し、光明へ、そしてついには完全なブッダの境地に人間を導く、たいへん重要な入口のひとつであり続けてきた。

　そのことを忘れるとき、人類が生み出したもっとも貴重な宝は、わたしたちの手からこぼれ落ちてしまう。そう、わたしは考えている。

*1 シャンティデーヴ『悟りへの道』金倉円照訳〔平楽寺書店, 1996年〕pp.30-31. チベット語訳および、rGyal sras thogs med bzang po, Byang chub sems dpa'i spyod pa la 'jug pa'i 'grel pa legs par bshad pa'i rgya mtsho, Bod gzhung shes rig dpar khang, 2002〔原著 14世紀〕を参照した。必要に応じて、訳文を一部改変してある。以下同。

*2 『悟りへの道』p.47.

*3 同書, p.71.

*4 パーリ語仏典における「憶念」と「正知」という用語の意味の多元性については、ニャナポニカ・テラが鮮やかな分析をおこなっている。Nyanapinika Thera, The Heart of Buddhist Meditation, Weiser, 1965, pp.19-113.

*5 ゴエンカによって大衆化され、世界に広まった「ヴィパッサナ」瞑想は、呼吸の観察による「止」と、四念処のうち身体感覚を観察する「受念処」を 特に取り出して、結合した構造を持っている。ウィリアム・ハート『ゴエンカ氏のヴィパッサナー瞑想入門』太田陽太郎訳〔春秋社, 1999年〕。

*6 以下の説明は、dPal sprul o gyan 'jigs med chos kyi dbang po, Byang chub sems dpa'i spyod pa la 'jug pa'i gsom rim rab gsal nyi ma, in dPal sprul gsung 'bum, nd, pp.222-242による。

*7 『悟りへの道』p.61.

*8 同書p.45.

*9 同書p.173.

*10 実際の修行においては、この純粋な叡智にともなう夾雑物や曇りを取り除くことが必要とされる。ミパム・ナムギェル〔1846-1912年〕は、顕教から密教にいたる仏教のスペクトルは、こうした純化をつうじて、叡智をより精密に定義する試みだと考えている。

*11 『八千頌般若経』梶山雄一・丹治昭義訳〔中公文庫, 2001年〕1巻, p.236.

*12 同書, p.228.

*13 同書, p.11.

*14 Rong zom chos kyi bzang po, Theg pa chen po'i tshul la 'jug pa, in Rong zom gsung 'bum, Si khron mi rigs dpe skrun khang, nd, vol.1, p.518.

*15 『大方廣佛華厳経』(『国訳一切経』華厳部2)〔大東出版社, 1988年〕pp.621-622.。ここでの引用は、玉木康四郎『華厳入門』〔春秋社, 1992年〕pp.115-117の訳文による。華厳経における菩薩の段階については、伊藤瑞叡『増補 華厳菩薩道の基礎的研究』〔国書刊行会, 2013年〕に詳しい。

*16 なお、上座部仏教の伝統にも、よく似た光の体験についての記述が存在する。『ゴエンカ氏のヴィパッサナー瞑想入門』参照。

*17 詳しくは、永沢哲「イルン・ソナム・ナムギェル」〔『サンガ』25号, 2017年〕pp.250-271。虹の身体については、T. Nagasawa, The Rainbow Body, in D.Rossi &J.Oliphant (eds.), Shar ro, Garuda Verlag, 2016, pp.92-109.

自著参考資料

『野生のブッダ』〔法蔵館, 1998年〕、『野生の哲学 —— 野口晴哉の生命宇宙』〔筑摩文庫, 2008年〕、『瞑想する脳科学』〔講談社選書メチエ, 2011年〕など。

無心の
マインドフルネスへ

意識の自閉的世界を超えて

〜⊙〜

藤田一照

§　世俗的マインドフルネスは「此岸でのより良い適応」を目指しているのに対し、仏教的マインドフルネスは「此岸から彼岸へ渡る」ことを目指していると論じてきた。しかし、このような"二世界モデル"的宗教観による対比のさせ方は、有効期限切れである。

§　"主客二元論"で世界のことを理解するのではなく、仏教では「我々が体験する世界は、自分の心が現出した無限の世界である」と説いている。此岸でのよりよい適応を目指す世俗的マインドフルネスは、あくまでも夢から覚めることなく夢の中で幸せになるためにマインドフルになろうとする。仏教的マインドフルネスは夢から覚めるのがマインドフルであるとする。夢から覚めれば、夢の中の問題は解決するのではなく、問題自体が解消する。

§　かつては「あの世」的なことだったものが「この世」の問題になりつつある、あるいはならなければならないのが現代ではないのか。

§　仏教的マインドフルネスを世俗のただなかで世俗化させることなく供することが出来るような道を開拓することが課題。世間的マインドフルネスを「脱世間的マインドフルネス」へと進化させることが今後の大きな課題（有心のマインドフルネスから"無心"のマインドフルネスへ）。

§　現行のマインドフルネスのトレーニングプログラムは、抜本的に考えなおさないといけなくなる。

§　今の世俗的マインドフルネスは近代西洋文明の基礎をなしている"心身二元論"と言う思想の上に組み立てられている。しかし世俗的マインドフルネスを適用して改善しようとしているストレスや鬱といった問題は、その源泉をたどればこの心身二元論から派生してるのではないか。実体的な心身二元論を乗り超える必要がある。

　筆者はかつて「世俗的マインドフルネスは“此岸でのよりよい適
応”を目指しているのに対し、仏教的マインドフルネスは“此岸
から彼岸へ渡る”ことを目指しているという大きな違いがある」
と論じた。二種類の異なったマインドフルネスが存在すること自
体に別に問題があるわけではない。問題があるとすれば、同じ符
牒で呼ばれることで、両者が混同されやすいという点ぐらいだろ
うというのが筆者の考えである。そこで、世俗的マインドフルネ
スと仏教的マインドフルネスとを対比させ、その実践の方向性の
違いを端的に指摘する上である程度有益だろうと考えて、「此岸－
彼岸」という仏教の伝統的メタファーを借用したのであった。

　しかし、今の時点では、「これまでの仏教」を念頭に置けばそれ
でよいのかもしれないが、「これからの仏教」を論ずるにあたって
は、このような対比のさせ方ですますわけにはいかないという認
識に至っている。

　というのは、「此岸と彼岸」という具合にあたかも二つの世界が
実在的にあるかのように、この世とかの世を対比させる二世界モ
デル的宗教観は、もはや「有効期限切れ」になっているからだ。
現象的世界の彼方において個人的救済を求めるような古典的なタ
イプの宗教は、今や終焉を迎えつつある。われわれが現在住まっ
ている歴史的状況にふさわしいものではなくなってきているから
だ。

　仏教的マインドフルネスから宗教色が脱色されて、現世で生き
ていく上で不可避的に経験するストレス、不安、鬱、悲嘆……と
いった困難な精神状態を改善し、苦しみや悩みの原因についての

洞察を得て、心の平安や落ち着きを手に入れるための最も効果的な方法のひとつとして、世俗的マインドフルネスとして換骨奪胎された形で登場してきたこと、そしてそれが現代社会の各方面で歓迎され広く受け入れられつつあるという事実は、そのような歴史的状況を背景において理解するべきではないだろうか。

世界はある。それはここだ。そして…

「これまでの仏教」はさもあらばあれ、もし「これからの仏教」というものがあり得るのなら、それは「此岸**即**彼岸」とする一世界モデルに立つものになるだろう。そしてそれに伴って、仏教的マインドフルネスもまた、そのような根本的なモデルチェンジを遂げる必要に迫られることになる。では、一世界モデルに基づく仏教的マインドフルネスとはどのようなもので、世俗的マインドフルネスとどのような違いがあるのだろうか？

世俗的マインドフルネスを「此岸における適応のための手段」と考えるなら、それは「此岸を彼岸化するための技」ということになるのではないか。仏教が仏教である限りは、此岸をそのまま肯定し、そこに適応していく術を教えることではなく、此岸を彼岸の視点からラディカルに批判し、それを乗り越えていく道を示さなければならないはずだ。そして、ここで「此岸を乗り越える」というのは、かつての二世界モデルではなく一世界モデルに立つ以上、此岸を嫌ってそこから去り、向こう側に想定した彼岸に行こうとするのではなく、此岸を去ることなくそこを彼岸に変えていこうとする努力を意味している。

「世界はある。それはここだ。そして、それ一つしかない。」という一世界モデルでは、此岸と彼岸は、実在的な二つの世界のことではなく、われわれの在り方 *the way of being*、あるいは存在の様式 *the mode of being* の違いであるとされる。あるいは、生き方のパラダイム

の違いと言ってもいいかもしれない。仏教でよく使われる別なメタファーを使って言えば「夢を見続けているか、夢から覚めているか」、あるいは「凡夫のモードか仏のモードか」という違いである。凡夫のモードで体験される世界が此岸であり、仏のモードで体験される世界が彼岸ということになる。

夢の中にとどまるか　夢から覚めるか

　普通の常識では、身心からなる私（主観）がそれとは独立な世界（客観）を見ているという主客二元論で世界のことが理解されているが、仏教では、「自心所現の幻境」と言って、われわれが体験する世界は、自分の心が現出した夢幻の世界であると説いている。われわれはわれわれ自身が立ち上げた世界に独り住んでいることになる。

　したがって、此岸でのよりよい適応を目指す世俗的マインドフルネスでは、あくまでも「夢」から覚めることなく（そもそもそれを夢だとは夢にも思わないから）、夢の中で幸せになるためにマインドフルになろうとする。それに対して、仏教的マインドフルネスは、夢から覚めるためにマインドフルであろうとする。仏教の立場からすれば、夢の中での問題の解決はどこまでも夢の中のことなので、最終的な解決ではないから、あくまでも夢から覚めることを勧めるのである。夢から覚めれば、夢の中の問題は解決するのではなく、問題**自体が解消する**。

　このことに関して、下記のような母と子の小話がある。ある子どもが母親にこういう謎かけをした。「ねえ、おかあさん、こういう想像をしてみてよ。もしおかあさんが、十匹の獰猛なライオンに取り囲まれていて、誰も助けに来てくれないし、手に何の武器も持っていないとするよ。さあ、ここから虎に食べられないで、助かるにはどうやったらいいと思う？」——母親はああでもないこうでもないと頭を絞って答えを見つけようとするが、いい策が浮かばない。そこで子どもにこう言った。「だめ、いい答えが見つ

からないわ。降参するから、教えてくれる？」——すると子ども
がこう答えた。「うん、いいよ。僕なら想像するのをやめるけど
ね」。想像のなかで解決を探し続けるか、想像そのものをやめる
か。この話のなかの子どものように「想像するのをやめる」こと
を勧めているのが仏教だと言えるだろう。それに対して、「いや、
想像をやめるというのは聖なる宗教の問題で、俗人のわたしには
できないから、その選択肢は採用しない。」というのは愚かな態度
ではないだろうか？　それは、宗教の問題だからといって回避す
ることのできない、誰にとっても重要な「どう生きるか」という
問題だからである。

　この「夢の中にとどまるか、夢から覚めるか」という問題は、
世俗にいる者には無関係な「宗教的な問題」だから、世俗的な現
場で応用されるマインドフルネスは問題にしなくてもいいという
のはおかしなことではないだろうか？　たとえそれが心理臨床の
現場であろうが、ビジネスの現場であろうが、もうそろそろ、世
俗の文脈においても、かつては宗教の問題だとして敬遠されてき
た本質的な問題を、人のウェルビーイングに直接関わるきわめて
重要なこととしてとりあげ、きちんと位置付けるべき時がきてい
るのではないだろうか？　スピリチュアルなことがプラクティカ
ルなことに、かつてはあの世的なことだったものがこの世の問題
になりつつあるのが、あるいはならなければならないのが現代で
はないのか。

マインドフルネスを進化させる

　前述の「此岸を彼岸化する」ことのなかには、これまで彼岸の話
とされてきたことを此岸の問題として取り上げるということと、
これまで此岸の話とされてきたことを彼岸の問題として取り上げ
るという二つの逆方向的な課題が含まれている。

此岸の話を彼岸の問題として

　後者に関して言えば、たとえば、世俗の世俗たる象徴と考えられてきたsexとmoneyは、これまで聖なる世界から切り離すとか遠ざけるといった分離的な扱い方をされてきた（仏教では出家者は伝統的に生殖と労働を放棄する者であった）。しかし、此岸を彼岸化するためには、sexは性を媒介にした親密な人間関係（恋愛・結婚・夫婦）、妊娠・出産、家族といったテーマのもとに、moneyは生業（なりわい）、ビジネス、経済活動といったテーマのもとに、いずれも真正な宗教的問題として真正面からとりあげて、それを聖化していく（聖なるものへと変容させていくこと）努力をするということだ。でなければ、これまでずっとそうであったように、sexとmoneyが無明の状態のままで扱われることになり、人を幸福にではなく不幸にする原因であり続けていくことになるだろう。此岸、つまり世俗世界の中心的要素であるsexとmoneyをマインドフルに取り扱っていくことは、俗を聖化していく努力の中心に据えられなければならない。

　ベトナム人禅僧ティク・ナット・ハン師が、従来の「戒」を「マインドフルネス・トレーニング」と呼び換えて、消極的な「〜しない」という禁止事項としてではなく、積極的な「〜する」という自己のマインドフルネス実践として新たなものへと大胆に更新している試みをその実例としてあげることができる。たとえば、従来の五戒（在家の仏教信者が守るべきとされる五つの基本的な戒）の内のsexに関わる「不邪淫戒　不道徳な性行為を行ってはならない」を次のように書き変えている[*3]──「真実の愛　性的な過ちによる苦しみに気づき、責任感を育て、個人、カップル、家族、社会の安全と誠実さを守る方法を学ぶことを誓います。性欲は愛ではなく、貪りによる性行為は、つねに自分と相手を傷つけることを知ります。真の愛と家族や友人から認められた深く長期的なかかわりなしには、けっして性的な関係を結びません。力を尽くして子供たちを性的虐待から守り、性的な過ちからカップルや家族が崩壊しないように防ぎます。私と他のすべての存在がさらに幸福に

なるために、からだと心は一つであることを理解し、自分の性的エネルギーを適切に扱うことを学び、真の愛の四つの基本要素（四無量心）を育てます。真の愛を実践すれば、それがすばらしいかたちで未来につながっていくと信じます」。moneyをめぐる経済活動についても、個人的欲望の充足という域を超えて、マインドフルネスの実践として新たな意味づけと行動の指針を打ち出すことができるはずだ。

此岸で彼岸の問題を

前者に関して言えば、これまで出世間のものとされて出家者たちが独占してきた仏教的マインドフルネスを、世俗のただなかで、世俗化させることなく行ずることができるような道を開拓することが課題としてあげられるだろう。言い換えれば、世間のなかにいながら、出世間的なマインドフルネスを学ぶということである。何が世間と出世間とを区別しているかと言えば、自我意識（「吾我」）の物足りようの思いの延長線上でやっているか、それとも、それを手放したところ（「無我」「無心」）でやっているかという取り組みの態度の違いにある。出家か在家かという社会的身分はここでは関係がない。

出世間の態度とは、道元の言葉を借りれば、「ただわが身をも心をも、はなちわすれて、仏のいへになげいれて、仏のかたよりおこなはれて、これにしたがいもてゆくとき、ちからをもいれず、心をもついやさずして*」ということになる。世俗的マインドフルネスは、近代西洋の文化が東洋の仏教伝統と出会い、そこに伝えられていた瞑想法の有効性を発見し、自分たちの文化に適合するように再構成したものだと言えるだろう。その、いわば「翻訳」の作業の過程で、気づかずに見落とされたもの、あるいは理解されずに受け入れなかったことがある。それが今の引用にあった、「わが身をも心をも、はなちわすれて、仏のいへになげいれて、仏のかたよりおこなはれて、これにしたがいもてゆく」という無

為・無心の行的態度だったと筆者は考えている。

　マインドフルネスとは本来、このような relax-sense-allow（くつろぎ、感じ、許す）という being mode（無為・無心）のなかで培われるべきものであったのだが、近代的自我観の上に展開してきた西洋近代文明には、そのような自我が消える方向での営みは思いもよらぬことだったのだろう。彼らとしては、あくまでも意識的に、意識としての自分がマニュアル的に指示されたインストラクションに従って、身体や精神をコントロールして何かを成し遂げるといった意識的トレーニングとして、それを理解するしかなかった。マインドフルネスの訓練を「心の筋トレ」と表現するのは、そのことを象徴的に表しているように思える。

　しかし、それでは、tense-order-control（緊張し、命令し、コントロールする）という doing mode（有為・有心）の営みになるしかない。doing mode でやる限りは、doing の主体としての吾我がそこに登場せざるを得ず、「ちからをもいれ、心をもついやして」そこにまだないものを時間をかけて作り上げようとする意思的な作業が始まる。こういう doing mode が世間を作り出し、人生の諸問題を生み出しているのだとすれば（それが仏教の見立てであるが）、さらなる doing によってそれらの問題を解決するのではなく、doing をラディカルに止めることによって解消する（さきほどの母と子の小話を想起されたい。想像するのをやめるというのは doing mode をやめることに当たる）手立てを学ぶことが賢明な道のはずである。東洋の禅の立場から西洋生まれの世俗的マインドフルネスの展開するさまを見ていて、筆者が一番気にかかるのはこの点なのである。[*5]

　そういうわけで、世間的（吾我的）マインドフルネスを出世間的（無我的）マインドフルネスへと進化させることが今後の大きな課題として取り上げられるべきではないかと考えている。それを「有心のマインドフルネス」から「無心のマインドフルネスへ」、という言い方で表すことができるかもしれない。

世俗的場面で実質的な有効性を発揮できるような「出世間的マインドフルネス」を学ぶ道はどのように拓いていけばよいのだろうか？　ここでは、筆者がそのための契機になるのではないかと考えていることをいくつか指摘するに留める。

無心のマインドフルネスへ

マインドフルネスの背後にある西洋的「マインド観」を仏教的に変革することはできないだろうか。

西洋ではマインドと言えば、われわれが日常的に理解している「心」を指し、そして心はその一つしかないことになっているが、仏教では、西洋でマインドと呼ばれる、日常的・常識的な心は「最終的には乗り越えられなければならない心」だとされている。精神医学や心理学が扱っている心も、その一つしかないとされている日常の心に他ならない。しかし、仏教はさらにそれとは異なるもう一つの心があると説いている[*6]。と言っても、心が実体的に二つあるということではなく、心には二つの現れ方、働き方があるという意味だ。これを「心の二相論」と呼んでいる。

心の二相論
たとえば、極東の仏教に大きな影響を与えた『大乗起信論』は、われわれの心を「真心」と「妄心」の二相に分けている。そして、妄心ならば生死輪廻する世界に入っていくが、真心ならば涅槃の世界へと帰っていくとしている[*7]。もし、心が一つしかないという枠組みでマインドフルネスを目指すとすれば、その心をマインドフルになろうとする心（主体）とまだマインドフルではない心（客体）という二つの心に分けて、前者が後者を叱咤激励して、到達目標であるマインドフルネスに近づけていくという構図を取らざるを得ない。しかし、この心は仏教で妄心（虚妄の心）と呼ば

れているように、思考、意志、感情、欲望などがどこからともなく妄りに湧き起こる心なのであるから、本来マインドフルになることができない性質を持った心なのである。だから、妄心でもってマインドフルになろうとすることは始めから不可能であるか、きわめて困難な事業だということになる^{*8}。これに対して、真心（真実の心）は自性清浄心とも呼ばれるように、すでにしてマインドフルである心だとされる。マインドフルであることを本質とする心と言ってもいい。だから、仏教におけるマインドフルネスの修行とは、妄心を除き、真心へと帰っていく道だということになる。

　もし「心の二相論」が正しいとすると、妄心のみを前提にしている現今のマインドフルネスのトレーニングプログラムは抜本的に考え直されなければならなくなる。

　今のままでは、世俗的マインドフルネスの実践は、妄心が妄心をマインドフルにしようと努力するプログラムであるから、まだそこにはないマインドフルネスを時間をかけて作り上げ、獲得していくといった様相を呈さざるを得ない。したがって、意思的な努力が必然的に要求されることになる。しかし、「心の二相論」の立場からそれを見ると、それでは妄心がますます強化されてマインドフルから遠ざかる条件を増やすことになるし、いざという時には、妄心に外側から無理矢理にくっつけたマインドフルネスが落ちてしまい、妄心本来のマインドレスネス（心ここにあらずの状態）が発揮される可能性が高いと言わざるを得ない。しかし、「心の二相論」に基づいたプログラムなら、妄心を働かすのではなく逆に鎮めて、心本来の姿である"真心"が表舞台に登場して活躍できるような工夫をするだろう。真心はもともとマインドフルであるのだから、そこではマインドフルであることに何の努力感も伴わない。そして、真心である限り、どのような時にもマインドフルネスが失われることはない。それが真心の本性だからである。シャマタ（止）は妄心を鎮めることに関わり、ヴィパッサナー（観）は真心の自ずからなる働きに任せていることに関わっている

と理解できる。

意識でとらえられない〈からだ〉

　今の世俗的マインドフルネスは、近代西洋文明の基礎をなしている実体論的身心二元論という思想の上に組み立てられている。しかし、世俗的マインドフルネスを適用して改善しようとしているストレス、鬱、不安、落ち着きのなさ……といった諸問題は、その淵源をたどれば、実はこの実体論的身心二元論から派生しているのではないかというのが筆者の考えである。「いかなる問題も、それをつくりだしたのと同じ意識によって解決することはできない」と、アインシュタインがいみじくも言ったように、実体論的身心二元論が生み出した諸問題を、同じ思想に基づいて作られた方法で解決することはできない。だとするなら、実体論的身心二元論に立たないマインドフルネスを構想するべきだろう。それは、「縁起論的身心一元論に立つマインドフルネス」とでも呼ぶべきものだ。

　現今の世俗的マインドフルネスの実修では、たとえば、「呼吸に伴って下腹が膨らんだり縮んだりする動きに注意を留めるように」という指示がなされる。こういう指示を普通に受け止めると、ほとんどの場合、意識的な私が意識される下腹の感覚に向かって意識的に注意を向けようとするだろう。これではどこまで行っても意識の世界のなかの営みに終始するほかはない。ここで言われていることがどれほど上手にできたとしても、である。

　このような意識の世界に自閉している状態から脱することが、実体論的身心二元論を乗り越えることに他ならない。そしてそのことが、副次的にストレス、不安、鬱、その他の諸問題を好転させていくという筋道が考えられる。そのカギになると筆者が考えているのが、意識ではとらえられない〈からだ〉を思い出すということだ。意識された限りでの客体的身体 *body* ではなく、意識の外で生き生きと働いている主体的〈からだ *soma*〉のことである。

おわりに

　既に紙面が尽きたので、この〈からだ〉についての議論は他日を期すことにする。

　ただ、このテーマに絡んで、先述のティク・ナット・ハン師が「ブッダはあなたのなかにいます。ブッダは呼吸の仕方も優雅に歩む方法もご存知です。あなたが忘れていても、ブッダよ、来てくださいとお願いすればすぐに駆けつけてくださいます。待つ必要はありません*9」と述べ、次のような意味深いガータ（偈頌）を作っていることを最後に紹介しておきたい。このガータのなかにあるブッダが筆者の言う〈からだ〉に当たると考えている。

ティク・ナット・ハンの呼吸の偈

一　　ブッダに呼吸してもらい
　　　ブッダに歩んでもらう
　　　私が呼吸することはない
　　　私が歩むこともない

二　　ブッダが呼吸している
　　　ブッダが歩んでいる
　　　私は呼吸を楽しむだけ
　　　私は歩みを楽しむだけ

三　　ブッダは呼吸
　　　ブッダは歩み
　　　私は呼吸
　　　私は歩み

四　　ここにあるのは呼吸だけ
　　　ここにあるのは歩みだけ
　　　呼吸している人はいない
　　　歩いている人はいない

五　呼吸しながら安らいでいる
　　歩みながら安らいでいる
　　安らぎは呼吸
　　安らぎは歩み

*1　「…〔前略〕…われわれが欲望・煩悩に翻弄され苦悩に満ちた人生を生きている此岸としてのこの現世を乗り超えて、覚りや涅槃といった彼岸に至ることを目的とした大きな救済論的枠組みのなかで行じられるものだった宗教的サティが，あくまでもこの現世においてより幸福になり生きる喜びをさらに大きく深く享受しようと望む個人のための効果の大きい世俗的スキル，手段としてのマインドフルネスに変貌した…〔後略〕…」『人間福祉学研究』第7巻第1号〕。当該論文では、本論文における世俗的マインドフルネスを単に「マインドフルネス」、仏教的マインドフルネスを「宗教的サティ」と表現している（サティはマインドフルネスの原語にあたるパーリ語）。

*2　ドン・キューピット『未来の宗教　空と光明』藤田一照訳〔春秋社, 2008年〕第1章参照。

*3　ウェッブサイト「ティク・ナット・ハンマインドフルネスの教え」https://www.tnhjapan.org/5mt　参照。

*4　道元『正法眼蔵』〔岩波文庫〕「生死」巻。

*5　藤田一照「無心（no mind）とマインドフルネス（mindfulness）」『心理教育相談室年報』2016年第11号，東京大学大学院教育学研究科附属心理教育相談室刊 http://www.p.u-tokyo.ac.jp/soudan/070nenpo/pdfs/2015_fujita.pdf.

*6　仏教に関心を持っていた独創的数学者の岡潔の講演の一部を参照されたい。「人には心が二つある。大脳生理学とか、それから心理学とかが対象としている心を第一の心と呼ぶことにします。この心は大脳前頭葉に宿っている。この心は私と云うものを入れなければ動かない。その有様は、私は愛する、私は憎む、私はうれしい、私は悲しい、私は意欲する、それともう一つ私は理性する。この理性と云う知力は自から輝いている知力ではなくて、私は理性する、つまり人がボタンを押さなければその人に向って輝かない知力です。だから私は理性するとなる。これ非常に大事なことです。それからこの心のわかり方は必ず意識を通す。
　　ギリシャ人や欧米人、主としてギリシャ人や欧米人を指して西洋人と云うことにしますが、西洋人は、ギリシャや欧米の文献をどんなに調べてみても、第一の心以外を知ったと云う痕跡は見当らない。だから西洋人は第一の心のあることしか知らないのだと思う。
　　ところが人には第二の心があります。この心は大脳頭頂葉に宿っている。さっきも宿っていると云いましたが、宿っていると云うと中心がそこにあると云う意味です。この心は無私です。無私とはどう云う意味かと云いますと、私と云うものを入れなくても働く。又私と云うものを押し込もうと思っても入らない。それが無私。それからこの心のわかり方は意識を通さない。直下にわかる。東洋人は

ほのかにではあるが、この第二の心のあることを知っています。……」〔講演日：1970年5月1日／於：市民大学仙台校〕出典：数学者岡潔思想研究会ホームページより http://www.okakiyoshi-ken.jp/oka-itteki01.html.

*7　可藤豊文『瞑想の心理学 —— 大乗樹信論の理論と実践』〔法蔵館, 2000年〕参照。

*8　時宗の開祖である一遍は「この心（妄心）はよき時もあしき時も、迷いなるが故に出離の要とはならず」と言う。

*9　ティク・ナット・ハン『ブッダの〈呼吸〉の瞑想』島田啓介訳〔新泉社, 2012年〕。

自著参考資料

『現代坐禅講義 —— 只管打坐への道』〔佼成出版社, 2012年〕、共著に『アップデートする仏教』〔幻冬舎新書, 2013年〕、『禅の教室 —— 坐禅でつかむ仏教の真髄』〔中公新書, 2016〕、『生きる稽古 死ぬ稽古』〔日貿出版社, 2017〕、『退歩のススメ —— 失われた身体観を取り戻す』〔晶文社, 2017年〕など。訳書にティク・ナット・ハン『禅への鍵（新装版）』『法華経の省察 —— 行動の扉をひらく』〔春秋社, 2011年〕など。

Part 3
人類思想の
なかで

仏教と西洋の
出会い小史

仏教西漸とマインドフルネス

村本詔司

§　"仏教東漸"という語があるように、仏教は主として東へと伝えられてきた。しかし、あまり知られてこなかったが、"仏教西漸"の動きもある。

§　アメリカから渡ってきたマインドフルネスは、"仏教西漸"のひとつの到達点である。アメリカは、仏教東漸と仏教西漸という相反する動きが出会い、融合する地であるかもしれない。

§　近代における"仏教西漸"は、16世紀のキリスト教宣教師の活動やインドの植民地経営を基盤とし、ショーペンハウアーやヴァーグナーなどへも影響も与えた。その後も、超越主義、神智学、初期の精神分析家やユングなど西洋心理学へ、仏教は影響を与え続けた。

§　今日、宗教色を払拭されて実践されているマインドフルネスは、パーリ語のsati、サンスクリット語smrtiの英訳語であり、元の仏教的文脈に立ち返って、その意義を再考する必要がある。

今や世界的ブームになろうとしているマインドフルネスは、宗教臭さをつとめて払拭しているが、元来は仏教の瞑想に由来する。それは、ある意味で、西洋に伝えられ、発展・普及しつつある仏教のひとつの到達点と言える。本稿では、マインドフルネスに到るまでの、西洋と仏教の出会いの大まかな歴史的展望を提供しようとする。ただし、以下に示すすべての動きがそのままマインドフルネスに直結するわけではない。むしろ、そこへと通じているかもしれない**ある種のパターン**と、そこでは強調されていない**別の可能性**を示唆するに留まる。

仏教東漸と仏教西漸

「仏教東漸」とは、インドで生まれた仏教が次第に東方へ、すなわち、中国、そして、韓国、日本へと伝えられてきた歴史を指す語である[*1]。東漸は、いまなお仏教文化が存続する極東の国、日本で終わったかに思われがちかもしれない。しかし、日本をはじめとするアジアのさまざまな宗派の仏教指導者が太平洋を渡って、今日ではアメリカこそ、仏教がその実践面でも研究面でももっとも盛んな国であることを思うと、仏教東漸のプロセスは、日本で完結したどころか、まさに目下進行中であると言わねばならない。

仏教東漸に比べて、欧米への仏教伝播を指す仏教西漸という言葉が用いられることは、はるかに少ない[*2]。しかし、今日の仏教に関して我々が目撃しているのは、まさに仏教西漸と言うにふさわ

しい状況である。さらに、アメリカ仏教（といえるものがあるのかどうかはいまだに議論の余地があるが）は太平洋をわたって日本へと西漸しようとしている。

　仏教西漸は、たしかに20世紀になって目立ってきたが、けっして新しくはない。西洋世界の東漸とも言うべきであろうが、アレキサンダー大王のインド東征を機にインド北西部に勃興したギリシャ仏教は大乗仏教の成立と伝播に決定的に重要な役割を果たした。しかし、本稿では古代における仏教西漸を取り扱う余裕はない。

近代西洋における
東洋学・仏教研究の始まり

　近世・近代における本格的な仏教西漸は、16世紀のフランシスコ・ザビエル〔1506-1552年〕をはじめとするキリスト教宣教師たちの活動を待たねばならない。しかし、そこで意味される仏教は彼らにとってそこから現地人を改宗させるべき邪教に他ならなかった。それでも、なかには開かれた心で東洋の諸宗教を理解しようと努めた宣教師たちもいた。

　宗教的しがらみ抜きで科学、特に比較言語学を背景にした西洋における東洋思想の研究は、イギリスによるインドの植民地経営を基盤として、現地で判事を務めたウィリアム・ジョーンズ〔1746-1794年〕の仕事に始まる。語学の天才だった彼は、サンスクリット語にも熟達し、カルカッタに設立した〔1784年〕アジア協会の機関誌『アジア研究』〔1788年創刊〕を通じてインド文化の古典的文献を翻訳・紹介し、同誌を東洋学の最も重要な推進媒体にした。しかし、こと「仏教」に関しては、ジョーンズの知識は断片的なものに留まっていた。彼はインドとヨーロッパの諸言語が祖先を共にすることを明らかにして、インドへの西洋人の関心を高めた。会員のア

レクサンダー・ハミルトン〔1762-1824年〕からサンスクリット語を学んだドイツ・ロマン派の作家、フリードリッヒ・シュレーゲル〔1772-1829年〕はドイツにおけるインド学の創始者となった。

　最初の本格的な仏教研究者は、フランス人のウジェーヌ・ビュルヌフ〔1801-1852年〕である。ハミルトンからサンスクリット語を学んだ父をもつ彼は、パーリ語研究〔1826/1827年〕から出発し、大著『インド仏教史序説』〔1844年〕を発表した。その元となった『法華経』の仏訳は死後出版された〔1852年〕。この一部をアメリカで紹介したのがヘンリー・デイヴィッド・ソロー〔1817-62年〕だが、アメリカの前に、ドイツでの仏教受容に簡単に触れておかねばならない。

ショーペンハウアーと
ヴァーグナーにおける仏教

　ショーペンハウアー〔1788-1860年〕がカントを継承しながら乗り越える哲学者としてのキャリアを始めた頃は、仏教を意味するヨーロッパ語（Buddhism, Buddhismusなど）がまだ確立しておらず、彼の活動の時代は、仏教学が成立し発展してゆく時代と重なっている。彼にとって仏教は学術的な関心の対象以上の、探求すべき生き方そのものであった。彼は晩年「仏教徒」を自称し、実際に「生きた信仰としての仏教をヨーロッパにはじめて知らせたドイツ人哲学者[1]」として紹介されている。もっとも、従来、その仏教は、ヒンズー教との区別が不明確で、かつ、ペシミズムの線で誤解されているとして批判されてきた[2]。

　一方、ウルス・アップ[3]は、この哲学者が学位を取得して間もない25歳の時に借りた『アジア研究』を通じて仏教に出会い、シャンカーラ（ヴェーダンタ哲学者だが、隠れ大乗仏教徒と考えられる）〔788-820年〕の注釈による『ウパニシャド』のラテン語訳、『四十二章経』『金剛経』の三つのテクストを通じて、彼が大乗仏教の根本思想を

かなり的確に把握していたことを明らかにしている。彼の哲学の基本概念「盲目的な生の意志」とその否定はそれぞれ、仏教における煩悩と涅槃に対応している。

　ドイツの最も偉大な歌劇作家、リヒアルト・ヴァーグナー〔1813-1883年〕における仏教に関しても、アップはその情報源を重視する。彼がドレスデンでの革命に参加して指名手配され、亡命地チューリッヒに到着した頃に傾倒していた哲学者は、ヘーゲル左派の元神学者でマルクスの唯物弁証法を準備したフォイエルバッハ〔1804-1872年〕であった。神の愛を人間の愛（特に性愛）の投影と解釈する点で、精神分析をも準備したといえる。ところが、銀行家の妻、マチルデ・ヴェーゼンドゥンク〔1828-1902年〕とダブル不倫しながら楽劇『ワルキューレ』に取り組んでいた彼の家に、マルクスとも親交がある革命仲間の詩人、ヘルヴェーク〔1817-1875年〕がショーペンハウアーの『意志と表象としての世界』を持ってきた。

　この本はヴァーグナーにこの上なく深い衝撃と感銘を与え、彼の心のなかで、フォイエルバッハが勧める「愛による救い」とショーペンハウアーの勧める「愛からの救い」が葛藤しあうことになった。先に挙げたビュルヌフの『インド仏教史序説』に手がかりを見いだしたヴァーグナーは、愛に関するジレンマの克服を仏教劇『勝利者』において実現しようとした。それはリストの娘の妻コジマの反対で、キリスト教の聖杯劇『パルジファル』に代えられたが、随所に仏教的要素が見られる。たとえば、劇中の台詞「共苦（同情）を通じて知れ *Wisse durch Mitleid*」における Wissen と Mitleid はそれぞれ大乗仏教の根本概念で相即しあう「般若」と「慈悲」に対応する。

　しかし、元来、ギリシャ文化に心酔していたヴァーグナーは、仏教に傾倒しても、けっして内面に沈潜するに留まるどころか、フォイエルバッハが原理的に肯定する感覚的・世俗的現実を容認し、反対に、仏教に裏打ちされてであろうが、もっとも官能的かつ思索を誘う舞台芸術を生み出したことは示唆的である。

超越主義

　アメリカにおける最初の仏教運動は、キリスト教に絶望して牧師を廃業したラルフ・エマーソン〔1803-1882年〕が創始した超越主義として始まった。子どもの頃から一家で『アジア研究』を愛読し、ゲーテやイギリスとドイツのロマン派、さらにインド思想に共感するその教えでは、神が上位の魂に代わり、模倣や同調が悪徳で自己への依拠が美徳とされ、マインドフルネスにも具現されている今日のアメリカ人的な生き方へと通じている。しかし、彼は仏教をヒンズー教と混同し、その仏教理解は正確ではなかった。

　エマーソンを中心とするサークルの機関誌『ダイアル』の編集を任されたヘンリー・デイヴィッド・ソロー〔1817-1862年〕は、師の書斎で東洋の精神世界に開眼し、ビュルヌフの『インド仏教史序説』を紹介し、法華経の解説である「仏陀の説教」を発表した。さらに、ウォルデンという近くの森で私的な仕事、すなわち瞑想あるいは質素な生活を実践した。[5]フィールズはソローを、中国の道家の人々と同じように、前仏教徒、非有神論的瞑想を探求した最初のアメリカ人と評している。[6]彼にとって東洋は、地理的、時間的に離れたところにではなく、今、ここにあり、また、仏教の教義にとらわれずに瞑想をする点でも今日の"マインドフルネス瞑想"の先駆けとも言えよう。実際、ジョン・カバット＝ジン John Kabat-Zinn〔1944年〜〕はソローを"マインドフルネス瞑想"の先駆者と見なしている。

神智学と世界宗教会議

　アメリカの心霊現象の現場で1874年に出会って意気投合したロシア人霊能者のヘレーナ・ブラヴァツキ〔1831-1891年〕とアメリカ人

軍人でジャーナリストのヘンリー・オルコット〔1832-1907年〕は翌年、東西の精神世界の融合を目指す神智学協会を設立した。しかし、アメリカで行き詰まったこの運動は、インドに向かい、ボンベイを経てスリランカに本拠を構えることになり、彼らはそこで（古代インドにおけるギリシャ人を除いて）西洋人としてはじめて受戒し、最初の仏教徒となった。しかし、彼らにとって仏教は他宗教と本質的差異はなく、究極的には神智学に奉仕するものであった。実際の仏教は秘教的仏教の具体的な現れ以上のものではなかった。

　さらにオルコットは、ビルマや日本の仏教徒との接触を図り、協会に加入したスリランカの青年、ダルマパーラ〔1864-1933年〕とともに来日している。彼は大乗・小乗の違いを超えて仏教としての共通の綱領と仏教の旗を構想した。仏教統一のイニシアチブをとったのが東洋人ではなく、西洋人であったことは注目すべきである。西洋人は単にアジアからの仏教の伝播を甘受せず、逆に、積極的に新しい仏教運動を提唱し、何人かのアジア人をこれに呼応させることに熱心である。西洋の主導とアジアへの逆輸出というこのパターンも“マインドフルネス運動”へと通じている。

　リベラルなプロテスタント牧師ジョン・ヘンリー・バロウズ〔1847-1902年〕の提案で1893年にシカゴで開催された世界宗教会議は、世界霊性史上、画期的な出来事であった。これに世界の諸宗教とそれぞれの各宗派の代表が集まった。仏教に限ってもそうで、大乗・小乗の別を越えてその諸宗派の代表者が一堂に、かつ公的に会したのは、これが初めてであろう。日本仏教からは、臨済宗を代表して円覚寺住職の釈宗演〔1860-1919年〕が参加し、その通訳を務めたのが若き鈴木大拙〔1870-1966年〕である[4]。セイロンからはダルマパーラが出席した。おそらくこのとき、彼らのあいだで交流が始まったと考えられる[5]。

　日本ではあまり知られていないようだが、神智学協会の会員のベアトリス・レインと結婚した鈴木大拙も1920年に会員となり、妻と共にその大乗ロッジを創設し、ブラバツキの言う秘教的仏教

を称賛する言葉を残している。[*6]神智学との関りは、彼の禅仏教を理解するうえでの重要なポイントであろう。

　一方で、パーリ語仏典協会を設立したトマス・リス・デイヴィッヅ〔1843-1922年〕は「本来の仏教は秘教ではない」として神智学を批判している。また、鈴木を神智学へと導いたと考えられるダルマパーラ自身、その後、仏教の独自性を否定して諸宗教の同一性を示唆するオルコットの普遍主義に疑問を覚え、神智学とは決別して、その後の人生を仏教復興運動に捧げた。

　彼はまた、1902年から1904年までアメリカに滞在しているあいだにハーバード大学でウィリアム・ジェイムズ〔1842-1910年〕の講義を聴講した。その際、ジェイムズは彼に講壇の椅子を譲り、仏教の概要を話させてから、仏教が今後の心理学になろうと予言している。その後のアメリカ心理学は、行動主義と精神分析が全盛となり、予言が外れたかに見えるが、それらに続く人間性心理学とトランスパーソナル心理学の勃興、そして、心理学と仏教の融合の試み、さらには、"マインドフルネス瞑想"の流行は、予言の正しさを示唆している。

初期の精神分析家と仏教

　仏教に対する精神分析の側からの関心は、鈴木大拙の著作がアメリカで広く読まれるまで、概して低調であった。それはその創始者フロイト *Gigmund Freud*〔1856-1939年〕が宗教一般に対して示した消極的評価と警戒心に影響されたからである。彼は宗教を幻想とする論文「文明の不満」[7]を、友人のフランス人作家で、ヴェーダンタ哲学者ヴィヴェカーナンダ〔1863-1902年〕の弟子でもあったロマン・ロラン〔1866-1944年〕に送ったところ、ロランはフロイトの宗教理解の不十分さを指摘し、宗教の本質を「大洋感情」と言い表し、その現実性を主張した。これに対してフロイトは、それが基づいて

いるのは自他の区別がついていない幼児の自己愛にほかならない
と反論した。

　しかし、フロイトの弟子の中でもジョセフ・トンプソン〔生没年不
明〕はすでに1920年代に、仏教と精神分析の類似性に注目してい
た。彼はジョウ・トム・サンというペン・ネームで1924年に発表
した論文において、フロイトの心的決定論と原始仏教におけるカ
ルマの法則の類似性に注目し、対応しあう両者の概念を列挙して
いる[8]。

ユングと仏教

　仏教に対するユング Carl G. Jung〔1875-1961年〕の関わりは、臨床的と
いうよりも霊的な関心に動機づけられている。みずからの父が代
表するキリスト教に対する疑惑と不満、それに代わり得るものの
探求の過程で、仏教に出会っている。それをまずゲーテの『ファ
ウスト』に見いだせたと確信してから、青年期にショーペンハウ
アーの著作を通じて仏教を知ることになる。神が創造したとされ
るこの世界の根本的不完全性を言い表し、仏教の苦諦に対応する
彼のペシミズムに、ユングは深く共感した。初めは熱烈に私淑し
たフロイトとの決別を決定づけた『リビドーの変遷と象徴[9]』にお
いてフロイトから借用したリビドーの概念は、仏教の煩悩に相当
するショーペンハウアー哲学用語「盲目的な生の意志」の延長だ
が、ユングはそこにさまざまなイメージへの変容を見いだし、前
者では抽象的に留まっているその自己否定を、「犠牲」という神話
的ドラマの内にそれを見ようとしている。

　1912年のフロイトとの決別に続く「無意識との対決」と呼ばれ
る人生の決定的な転換期に書かれた「死者たちへの七つの説教」
は、著者を東西が出会う地、アレキサンドリアに実在した錬金術
師バシリデスに設定しており、般若心経を思わせるようなグノー

シス主義風の文書である。そのなかで、仏教に親和的なショーペンハウアーにおいてはエゴイズムとして否定される個性化の原理が肯定的に語られる。だがそれは、ユングにおいては逆に、心理療法や人生一般の目的とされることになる。この点でユングは仏教から背を向けていると言えよう。

　精神的危機を脱出してからの最初の主著『心理学的類型[10]』において、ユングは仏教を一方で、内向性の代表として、すなわち、意識の一面的なあり方として相対化するが、他方で仏教の中道に、極端に偏らずに対立しあうものの和解を促して象徴を生み出す超越機能を見いだしている。仏教に対するユングの両義的なスタンスが垣間見られる。

　同書でユングは、仏教ではめったに論じられないdvandvaという、対立を意味するサンスクリット語に注目し、『自伝』では、その解消を意味するnirdvandvaに言及している。これこそユングが追い求めてきたものなのだが、後にインドを訪れたとき、その非現実性を指摘し、インド人とヨーロッパ人としての自分の瞑想の違いに言及する。すなわち、瞑想においてインド人は自然からの解放を願うのに対して、自分は自然にとどまろうとする、というのである[11]。マインドフルネスからすれば、この「対立」とその克服はどのように理解されなおされるのか、興味深い問題である。

　『心理学的類型』で提起した対立しあうものの和解に関する問いに対する答えをユングは結局、友人の宣教師リヒアルト・ヴィルヘルムからドイツ語訳されてその心理学的解釈を求めて送られてきた中国の錬金術の書物『太乙金華宗旨[12]』に見いだす。それが「自己 Selbst」という究極の元型である。そこでは、対立するものの存在が否定されず、かつ止揚されている。自然を越えず、自然に留まる点でユングはインドよりも中国の瞑想に、より親近感を覚えているようである。

　同じ注釈において、ユングは東洋的瞑想の価値を認めながらも、それが西洋のとはまったく異質な心性に基づいているために、そ

の軽率な模倣の危険を警告している。しかし、その後の欧米における瞑想の隆盛は、ユングの警告を杞憂に終わらせているかに見える。

　晩年、ユングのもとを訪れた日本の禅哲学者、久松真一はユングに対して、集合的無意識から一挙に自由になれるかどうかと問うている*7。これに対して、ユングはJaと答えたことになっているが、これは、後に彼らの会話が公表されることに対するユングのためらいの背景になったと考えられる。そのJaがどのような音で発されたのか、気になるところである。

　久松の単刀直入な問いはたしかに不躾ではあるが、学派の違いを超えて心理療法と禅の違いを鮮やかに照射しているように見える。前者は、丹念に辛抱強く患者の生活史やイメージ世界の隠された連関を明らかにしてそれを患者に気づかせてゆこうとするのに対して、頓悟の立場に立つ後者は、すでにはたらいている仏性に気づかせようとする。このふたつの気づきはどのように結び付くのだろうか？

仏教に対する西洋心理学の関心
最初の盛り上がり

　西洋心理学と仏教の関係は、第二次世界大戦の直後ではなく、1950年代に入ってから徐々に始まり、そして特にその後半から60年代にかけて最初の盛り上がりが見られる。ユングが常に中心的な役割を果たしているエラノス会議に、鈴木大拙は1950年代に二回招かれて、禅について発表している。1957年にはメキシコの国立大学精神分析研究所主催で、禅仏教と精神分析に関するシンポジウムがもたれた。スピーカーはエーリッヒ・フロム、鈴木大拙、リチャード・デ・マルティーノである[13]。

　また、京都大学の教育心理学の教授である佐藤幸治が東西の心

理学のコミュニケーションを促進するための英文雑誌『プシコロ
ギア』を創刊し、そこに重要な関係論文がたくさん掲載されるこ
とになった。上述の久松とユングの会話の問題の多い英訳もその
ひとつである。

　その後、アメリカでは、ベトナム戦争を経て、カウンター・カル
チャー運動、ヒューマン・ポテンシャル運動などを通じて、伝統
的な価値規範に対する根底的な問い直しがおこなわれた。また、
鈴木大拙による英語の著作だけで満足せずに直接日本や他のアジ
ア諸国に行って仏教各派の修行をしたり、アジアから来た師匠に
指導を受けるアメリカ人が増え、次第に思想的にも実践的にも禅
を始めとして各派の仏教がアメリカに定着する土壌が形成されて
いった。

仏教に対する西洋心理学の関心
第二の盛り上がり

　1990年代後半はおそらく、西洋心理学と仏教の関係への関心が
盛り上がった第二の時期と見ることができよう。その著者たちの
多くが心理療法と仏教（禅、チベット仏教、上座部仏教など）の修行と
実践を若い頃から同時並行的に行ってきており、両者の理論的、
実践的関係や統合に並々ならぬ関心を払っているのが特徴的であ
り、それは21世紀前半の現在にまで続いている。

　いくつかの重要な著作が出版されている。アンソニー・モリー
ノが編集した書物はそのひとつである。本は二部に分かれ、第一
部「基礎」は精神分析と仏教の対話を準備した代表的な論文をい
くつか収録し、第二部は90年代当時の「現代の研究」を収録して
いる。そこにはふたつの特徴が見られる。第一は、臨床的素材が
大々的に活用されていること、第二は、仏教と精神分析の関係に
ついての多様な見解が見られるということである。著者たちの学

派は多岐にわたり、仏教が学派の違いを超えて西洋の心理臨床家の関心を集めていることを物語っている。近年では、深層心理学の諸派だけでなく、認知行動療法や弁証法的行動療法なども仏教との関係に参加するようになってきている。心理療法と仏教の関係に関する文献[15),16)]は、21世紀に入っても、年々増加する一方で、それらを公平に展望するのはほとんど不可能なぐらいである。

マインドフルネス瞑想

　最後に本書のテーマである"マインドフルネス"に触れておかねばならない。筆者の関心は、その仏教的背景との関係に向けられている。その創始者であるジョン・カバット＝ジンは、それぞれヴィエトナムと韓国のティク・ナト・ハーンやソン・サンといったアジアの老師たちについて禅を修行してきており、後に、ケンブリッジ禅センターの共同創立者の一人となった。それゆえ、彼は明らかに仏教、しかも禅を背景にしている。

　ところが、彼が1979年にマサチューセッツ大学医療センター教授として開発した「マインドフルネスに基づくストレス低減 *Mindfulness-based stress reduction: MBSR*」というプログラムは、宗教、宗派、何らかの信仰の有無の違いをこえて、誰にでも、しかも短時間でどんな場面でもさまざまな目的のために実践でき、その効果を科学的に検証できる純世俗的なものであった。そこからは仏教色、少なくとも宗教が醸し出すいかがわしさは完全に払拭されている。

　その結果が、今日見られるマインドフルネス・ブームである。英語でも日本語でもネットで「マインドフルネス」を検索しても、その仏教的背景をうかがわせるサイトには、ごくたまにしかヒットしない。それで、今や、この面に気づかないままに"マインドフルネス"を実践している人々は、世界中に無数にいるにちがいない。マインドフルネス運動は、ある意味で仏教の世俗化、ある

いは、西洋社会への仏教の順応の一形態と言えよう[*8]。それが今や
アメリカを起点にして、アジアを含めて全世界に広がろうとして
いる。

　伝統的仏教との違いに注目しよう。"マインドフルネス"は今
日、一般的には「現在起こっている諸経験にそのつど注意を向け
ること」と解されて実践されている。
　ところで、原語のmindfulnessは、先に挙げたリス・デイヴィ
ッヅが1881年にパーリ語のsati（サンスクリット語ではsmṛti）に対し
て当てた訳語であり、漢訳仏典では「念」となっている。この
mindfulnessという訳語の適切さに関してはこれまでから多くの論
争がなされている。
　いずれにせよ、satiもsmṛtiも、元来は英語ならむしろ、remember,
recollect, bear in mindなど、記憶に関係しており、単にそのつど生
起する事象への注意、いわゆるbare attentionではなく、「注意す
る主体の歴史性」、修行僧について言えば「発心前の自分と発心
以降の修行歴の記憶」を本質的に含んでいる。八正道の第七番目
の「正念」であるので、それ以外の七つの正道と無関係ではあり
えない。あくまで修行体系の一環なのである。
　"マインドフルネス"で注意の対象となるのは、法の一切合切、
物事同士の関係、みずからの存在と万法との関係などである。する
と、学派の違いを超えて心理療法家、より広くは人文科学あるい
は精神科学が解明しようとする物事の連関、個人と集団の歴史、
あるいは人と環境の連関に近いものとなってくる。

　そのように考えると、"マインドフルネス"と心理療法あるいは
人文科学のあいだに或る種のパラレルな関係が見えてくる。しか
し、その平行性は表面的なものでしかないかもしれない。いずれ
にせよ、このあたりは今後もっと追求しなければならないであろ
う。

註

*1 日本仏教に限られ、約三十年前の出版だが、その東漸については、英文学者の多田稔による『仏教東漸』[17]がもっとも詳しく包括的であろう。多田は、シカゴでの世界宗教会議〔1893年〕に出席した釈宗演がその愛弟子の鈴木大拙を送った先の、シカゴ郊外のラサールに在住のポール・ケイラスを「西漸運動の最先端」として位置づけている〔p.19〕。

*2 アメリカにおける仏教の独自な特徴などについては、シーガー[18]、ウィリアムズとクィーン[19]、ケネス・タナカ[20]を見よ。

*3 ウルス・アップは、フランシスコ・ザビエルの日本仏教発見と日本人のキリスト教発見における双方の誤解とその相乗作用について興味深い考察をしており、筆者は彼の研究を詳しく紹介している[21]。

*4 ついでに言えば、鈴木大拙の英語原稿を添削したのが、彼と共に円覚寺に参禅していた夏目漱石で、彼は参禅体験を踏まえて後に『門』を執筆した。

*5 今日、釈宗演の遺言で鎌倉の東慶寺に建てられた松ヶ岡宝蔵には、彼が持っていたとされるシンハリ語の仏典や文法書が展示されており、彼とダルマパーラの交流を物語る。

*6 鈴木大拙と並んでアメリカに禅ブームを巻き起こしたアラン・ワッツ Allan Watts〔1915-1973年〕や、仏教研究者として名高いエドワード・コンゼ Edward Conze〔1904-1979年〕もまた、神智学徒であった。ダライ・ラマらも、神智学における秘教的仏教 esoteric Buddhism を称賛しており、仏教、特に欧米におけるその展開に対する神智学の影響は、今後もっと研究されるに値する。

*7 二人の会話の従来の邦訳は問題の多い英語訳からの重訳だったので、筆者は、もとのドイツ語プロトコルから英訳を発表している[22]。

*8 近年、マインドフルネス運動の流行に見るように、アメリカ社会への仏教の適応と変質を批判的に検討する書物が出版され、話題になっている[23]。

文　献

1）Conze, E. (1951/1975), *Buddhism: Its Essence and Development*. Harper Torchbooks, p.210.

2）Inada, K. (1984) "The American Involvement with Sunyata: Prospects," in Inada, K.K. & Jacobson, N.P. (eds.), *Buddhism and American Thinkers*. State University of New York Press, p.72.

3）Urs App (1998) "Schopenhauers Begegnung mit dem Buddhismus," *Schopenhauer-Jahrbuch*, 79 Band, pp.35-56.

4）Urs App (1997/2011) Richard Wagner and Buddhism. University Media.

5）Thoreau, H.D. (1854/1995) *Walden; or, Life in the Woods*. Dover Publications. 『森の生活　ウォールデン』岩波文庫（1995）.

6）Fields, R. (1981/1986) *How the Swans Came to the Lake: A Narrative History of Buddhism in America*, Revised and Updated Edition. Shambhala. （Fields 1985, p. 62）

7) Freud, S. (1929) „Das Unbehagen in der Kultur". *Studienausgabe III.* 「文化への不満」
『フロイト著作集 3 』〔人文書院, 1969〕。

8) Sum, Joe Tom (1924) "Psychology in Primitive Buddhism" in Anthony Molino (ed.)
(1998), *The Couch and the Tree: Dialogues in Psychoanalysis and Buddhism.* North Point
Press.

9) Jung, C.G. (1912/1991) *Wandlungen und Symbole der Libido.* Deutscher Taschenbuch
Verlag.

10) Jung, C.G. (1921) *Psychologische Typen.* 高橋義孝・森川敏夫・佐藤正樹訳『ユング・コレ
クション 1 心理学的類型』〔人文書院, 1986〕.

11) Jung, C.G. (1961) *Erinnerungen, Träume, Gedanken.* Zürich: Ex Libris. p.280.

12) Jung, C.G. (1929) "Kommentar zu Das Geheimnis der goldenen Blüte". *Gesammelte
Werke Band 13.*

13) Suzuki, D.T., From, E. & De Martino, R. (1961) *Zen and Psychoanalysis.* Harper and
Row. 『禅と精神分析』東京創元社（1961）.

14) Molino, A.(ed.)(1998) *The Couch and the Tree: Dialogues in Psychoanalysis and Buddhism.*
North Point Press.

15) Mathers, D., Miller, M. and Ando, O.(eds.)(2009) *Self and No-Self: Continuing the
Dialogue Between Buddhism and Psychotherapy,* Routledge.

16) Molino, A.(ed.)(2014) *Crossroads in Psychoanalysis, Buddhism, and Mindfulness: The Word
and the Breath.* Jason Aronson.

17) 多田稔（1990）『仏教東漸 太平洋を渡った仏教』禅文化研究所.

18) Seager, R.H. (1999) *Buddhism in America.* Columbia University Press.

19) Williams, D.R. and Queen, C.S.(eds.)(1999) *American Buddhism.* Curzon Press.

20) ケネス・タナカ（2010）『アメリカ仏教』武蔵野大学出版会.

21) 村本詔司（1998）『研究報告 6 西洋と仏教の出会い』花園大学国際禅学研究所.

22) Molino, A.(ed.)(1998) *The Couch and the Tree: Dialogues in Psychoanalysis and Buddhism.*
North Point Press.

23) Wilson, J. (2014) *Mindful America: The Mutual Transformation of Buddhist Meditation and
American Culture.* Oxford University Press.

自著参考資料

『ユングとゲーテ —— 深層心理学の源流』『ユングとファウスト —— 西洋精神史と無意識』〔人文
書院, 1992/1993 年〕、『魂の探究 —— 古代ギリシャの心理学』〔大日本図書, 1994 年〕、『心理臨床と倫
理』〔朱鷺書房, 1998 年〕など。ほか、訳書多数。

chapter1
chapter2
chapter3
chapter4
chapter5
chapter6
仏教と西洋の出会い小史

「永遠の哲学」 と マインドフルネス

中川吉晴

§　欧米由来のマインドフルネスは、宗教的背景を切り離して、社会に受容された。そのため、テーラワーダ仏教のヴィパッサナー瞑想と、マインドフルネスの両者が並び立っている。

§　マインドフルネスのスペクトルを考えるとき、身心レベルの健康から、悟りや涅槃に至る広がりのもとに捉えられる。その中間にマインドフルネスは位置しており、身心に向かうときには身心にさまざまな効果が生じ、反対方向に向かうときには悟りや涅槃に至る。

§　"気づき"の教えは、仏教に限らず世界中の英知の伝統のなかに見いだされる。そうした伝統は一般に「永遠の哲学」と呼ばれている。

§　"気づき"の教えは「永遠の哲学」の中心に位置している。「永遠の哲学」の特徴は、世界や人間を多次元的に捉え、究極のリアリティ（非二元的な気づきや「覚醒」）にまで言及していることである。

§　現代のマインドフルネスの実践に、多次元的な観点を導入することによって、もっと多様な方法を取り入れることができる。

chapter1

chapter2

chapter3

chapter4

chapter5

chapter6

chapter7

　"マインドフルネス"は、健康・心理療法・教育・ターミナルケア・ビジネスなどの分野に導入されはじめているが、それは"マインドフルネス"がストレスの低減、不安や苦痛の軽減、レジリエンスの向上、集中力や平静さの増大、習慣や行動の改善、共感力やウェルビーイングの向上などに役立ち、その効果が脳科学や心理学によっても実証されているからである。

　その一方で"マインドフルネス"は、テーラワーダ仏教のヴィパッサナー瞑想に由来するものだが、この点については深く言及されることがほとんどない。なぜなら、"マインドフルネス"が社会に受容される過程で、宗教的背景を切り離してきたためである。したがって、「欧米由来のマインドフルネス」と「ヴィパッサナー瞑想」とが互いに並び立つような状況が生まれている。

マインドフルネスのスペクトル

　マインドフルネスは"サティ *sati*"というパーリ語の英訳であり、サティは"気づき"という意味である。ヴィパッサナー瞑想の基本テキストである『念処経』(サティパッターナ・スッタ)は「気づきの確立」を説いたものである。このなかでは「四念処」、すなわち「身・受・心・法」(身体・感覚・思考・仏法)という四つの柱を対象にして、気づきの確立がなされることが具体的に述べられており、『念処経』は瞑想のガイドブックといった趣をもっている。現代の"マインドフルネス"の方法も、『念処経』に記されているも

のと大差ない。"気づき"は、身体・思考・感情といった身心 *body-mind* をありのままに明晰に観察する方法である。"気づき"を確立することによって、身心へのとらわれから脱同一化することができ、そのことが身心の状態にも変化を及すものと考えられる。

　ところで、ブッダは『念処経』の導入の部分で「比丘たちよ、生けるものが浄められ、愁いや悲しみをじかに乗り越え、苦痛と不安が消え、正しい道を歩んで涅槃を実現するための、このうえなくすばらしい道がある。この道は四念処である[1]」と述べている。このようにブッダは、マインドフルネスが「涅槃」を実現するための最良の道であるとしているが、現代のマインドフルネスの議論のなかでは、こうしたスピリチュアルな側面はほとんど言及されない。しかし言うまでもなく、マインドフルネスは本来このような次元にかかわるものとして理解されてきた。それは気づきを高め、身心からの脱同一化を進めていった先におとずれる意識の根本的な変容であり、マインドフルネスはそのための瞑想技法である。

　それゆえマインドフルネスは、身心レベルの健康から悟りや涅槃に至る広がりのもとに捉えられ、幅広い枠組みを備えている。マインドフルネスに関してひとつの地図を作成するとすれば、一方の端には身心が、他方の端には悟りや涅槃が置かれるスペクトルが描かれる。マインドフルネスはその中間にあって両方の方向に伸びていく。身心の側に向かうときには、身心にさまざまな効果が生じる。また逆方向に向かうときには悟りや涅槃が生じる。マインドフルネスは身心の全体を観察するものである以上、原理的には身心を超えたところに位置づけられ、その線上の先には、悟り、涅槃、解脱といった「至高のアイデンティティ」の経験がある。

「永遠の哲学」と気づき

「気づき」の教えや技法は、仏教にかぎらず世界中の叡知の伝統のなかに見いだされるものであり、それらの伝統はしばしば「永遠の哲学」と呼ばれてきた。オルダス・ハクスレーは『永遠の哲学』〔1946刊〕の冒頭でつぎのように述べている。

「永遠の哲学 *philosophia perennis*」は、ライプニッツによって造語されたものであるが、永遠の哲学そのものは —— 物と生命と精神とから成る世界の本質をなす神聖な「リアリティ」を認識する形而上学にせよ、神聖な「リアリティ」と同様か、ひいてはそれと同一の何かを魂のなかに見いだす心理学にせよ、全存在に内在し、かつそれを超越している「基盤」を知ることを人間の最終目的とする倫理学にせよ —— 記憶の及ばぬ昔からあった普遍的なものである。「永遠の哲学」の萌芽は、世界各地の原始民族の伝承のなかに見られ、さらに完全に発達した形での永遠の哲学は、あらゆる高次の宗教の内に場所を占めている。ライプニッツ以前と以後のあらゆる神学に共通する「最大公約数」とも言える永遠の哲学が初めて文字として書かれたのは、二千五百年以上前のことであり、それ以来、この究め尽くすことのできないテーマは、アジアならびにヨーロッパのすべての宗教的伝統の観点から、すべての主要言語のなかで、くり返し取り扱われてきた。[2]

永遠の哲学は人類の歴史とともに古くからある普遍的な思想である。それは世界中のさまざまな叡知の伝統の核心をなす世界観や人間観として存在してきたものであり、興味深いことに「気づき」の教えは永遠の哲学の中心に位置しているのである。

永遠の哲学の特徴は、世界を多次元的に捉え、究極のリアリティにまで言及することである。究極のリアリティは、アートマン、ブラフマン、涅槃、空、無、無極、理、神、エーン・ソーフなどさまざまな名称で呼ばれ、井筒俊彦氏はそれを意識と存在の「ゼ

ロ・ポイント」と呼んでいる。究極のリアリティは超越的かつ内在的である。つまり、あらゆる有限な条件や属性を超えているので絶対的、超越的であり、それと同時に、あらゆるものに浸透しているので内在的である。それが内在的であるがゆえに、人間はその本質において究極のリアリティと同一の存在である。多様性にみちた現象世界は、究極のリアリティが段階的、階層的に顕現し展開したものである。世界は物質的次元から究極のリアリティに至るまで多次元的であり、人間もまた多次元的な存在である。

ハクスレーによれば、人間は身体・心・スピリット（body, psyche, spirit）の三層からなるという。個人の人格を構成する身心に加えて、スピリットは究極のリアリティと同一の存在である。

「永遠の哲学」を唱える人たちはすべて、何らかの形で、人間は身体と心とスピリットからなる一種の三位一体であると主張している。自己性または人格は、はじめの二つの要素の産物である。第三の要素……は、全存在の「基盤」である神聖な「スピリット」と類似しているか、ひいては同一である。人間の最終目標、人間存在の目的は、内在し超越する「神性」を愛し、知り、それと合一することである。[3]

ヒューストン・スミスは『忘れられた真理』のなかで、永遠の哲学の基本的な世界観と人間観を描きだしている。スミスによると、宇宙は「地上界」「中間界」「天上界」という三重の存在世界と、それを超越し包括する「無限 the Infinite」とからなっている。これに対し人間の「自己性」は、宇宙の形而上学的構成に対応して、「身体、精神、魂」（body, mind, soul）の三層と、その全体を超越し包括する「スピリット」とからなる。ハクスレーの図式に対してスミスの図式では、精神とスピリットのあいだに魂がつけ加わっているが、気づきとの関連で重要なのは、この魂である。

魂は、私たちの個性の最終的な場所である。いわば感覚の背後に位置しているので、それは見られることなく、目をとおして見、聞かれ

ることなく耳をとおして聞く。同様に、魂は精神よりも深いところにある。もし精神を意識の流れと同じものとするなら、魂はこの流れの源である。それはまた、その流れの観照者であるが、それ自身は、観察される素材として決してその流れのなかにあらわれることはない。それは実際、精神の流れの根底にあるだけでなく、個人が通りぬけていくあらゆる変化の根底にある。[4]

　魂は感覚（身体）との関係で言えば、見られるものではなく見るものであり、聞かれるものではなく聞くものである。また精神との関係で言えば、思考内容ではなく、思考の流れを観察するものである。つまり、魂は身心を超えた、それを観察する位置にあり、その本質は、観照 *witness*、気づきである。魂は身体・感情・思考を超える独自の存在次元であり、ダイクマンはそれを「観察する自己」と呼び、シュマッハーは、物質、生命、意識（精神）とは次元を異にする「自覚 *self-awareness*」と呼んでいる。

　魂は「個性の最終的な場所」であるが、魂はスピリットへとつうじている。スピリットは「無限」、すなわち限りないものと同一なので、もはやそこにいかなる個性もない。

　もし魂が人間のなかで神とかかわる要素であるとすれば、スピリットは、神と同一である要素である。神といっても、ペルソナ的様態の神ではない。……無限という様態における神と同一なのである。スピリットは、ブラフマン**である**ところのアートマンであり、人間における**仏性である**。[5]

　スピリットは「純粋な気づき」である。純粋な気づきは境界をもたず、開かれているため、ウェルウッドはそれを「開かれた気づき」や「開かれた基盤」と呼び、トゥルンパは「パノラマ的気づき」や「すべてにゆき渡る気づき」と呼んでいる。

　ラム・ダスは意識の三つのレベル、すなわち「自我」（身心、人格）、「魂」、「覚醒意識」（純粋な気づき）をとりあげ、魂の働きを観

照、目撃とみなす。

しばらくのあいだ、自分の人生をこの三つのレベルという観点から
見てください。「彼女」もしくは「彼」の物語として、あなたの人生の
あらすじを見てみましょう。すべてを観察している場所を見つけます。
あなたは、それらすべてを目撃しています。自分のなかに、人生が展開
していくのをただ見ている自分があることに気づいてください。目撃す
るのであって、価値判断ではありません。そして最終的には、まった
く変化のない場所を探します。それはどこにも行かず、どこからもや
って来ません。生まれもしなければ死にもしません。変化もしません。
　「わたし」にはさまざまな次元があります。自我のレベルで自分だと
思っているものも「わたし」です。物語が展開していくのを見ている
魂も「わたし」です。ただ存在している純粋な覚醒意識も「わたし」
です。[6]

身心に宿る自我は、物語世界、ラム・ダスのいう「メロドラマ」
をつくりだし、メロドラマの世界を生きている。魂はそれを観照
する自己である。観照が増してくることによって、メロドラマへ
のとらわれが減り、行為者（自我）との同一化が少なくなる。私た
ちはいつもメロドラマのなかで「誰か *somebody*」であろうとしてい
るが、気づきのなかにやすらぐとき、行為者は手放され、最終的
に純粋な気づきのなかで、もはや誰でもない存在 *nobody* になる。
　ケン・ウィルバーは、物質、身体、精神、魂、スピリットという
五つのレベルをとりあげる。あらゆる神秘主義の伝統のなかで、
魂は「結び目」や「収縮」の意味を有し、いまだ自己性を残して
おり、観照者の位置を占めている。

「魂」は、私たちが到達できる個人的成長の最高レベルであると同時
に、完全な悟りや至高のアイデンティティに至る前の最後の障壁、最
後の結び目である。なぜなら、超越的な観照者として、それはそれが
目撃するものから離れて立っているからである。[7]

魂が対象へ向かうことをやめ、ただ観照のなかにやすらぐとき、それはスピリットへと溶解し、至高のアイデンティティを実現する。なぜなら、スピリットは「純粋な気づき」であり、魂の本性にほかならないからである。純粋な気づきとしてのスピリットは、すでにいつでも現存しており、達成されたり到達されたりする何かではなく、魂はみずからの本質が純粋な気づきであることに目覚めるのである。

　さらに、純粋な気づきは境界をもたないため、あらゆるものと一体化した「非二元的な気づき *nondual awareness*」である。「いったんこの観照者の位置を通過すると、魂ないし観照者それ自身は溶解し、そこには非二元的な気づきの戯れだけがある。その気づきは対象を見ることなく、すべての対象と完全にひとつになっている[8]」。観照のなかにやすらぐとき、観照はもはや対象から分離したものではなくなり、あらゆるものとひとつであり、すべてが観照のなかで生じる。あらゆるものは、純粋な気づき、スピリットのなかで生じ、スピリットの顕現である。

　ウィルバーは近著『インテグラル・メディテーション』のなかで、「インテグラル・マインドフルネス」を提唱し、「成長 *Growing Up*」と「覚醒 *Waking Up*」の両方を結び合わせている。この場合「成長」とは、身心の諸機能、諸能力が高度に発達をとげ、人間の成熟や自己実現に結実する過程を意味し、ここ百年ほどのあいだに心理学によって解明されてきたものである。一方「覚醒」とは、はるか昔から人類に知られている意識の覚醒や悟りのことである。「成長」は高度に発達をとげた人間を意味するが、そのなかに覚醒はふくまれていない。逆に「覚醒」の伝統のなかでは、人格の発達がとくに問題にされることはない。

　そこでウィルバーは両方の観点を取り入れる必要性を説いている。「成長」の特徴は、「意識の諸構造」が発達度の低い段階から高次の段階へと発達をしていくということであり、これに対して

「覚醒」では、「意識の諸状態」が変化して悟りや解脱の状態にまで至る。したがって「成長」と「覚醒」、「段階」と「状態」とを結びつけることによって、より包括的な実践を生み出すことができる。それがインテグラル・マインドフルネスである。

　マインドフルネスは本来「覚醒」の道のなかの主要な実践であるが、その同じマインドフルネスが今日では「成長」の方面で用いられている。ウィルバーがとくに注目するのは、「成長」の諸段階（地図、枠組、観点）を見つけだすうえで、マインドフルネスが有力な働きをするという点である。成長段階は、無意識的な隠れた地図として身心の発達を制約しているが、マインドフルネスは未熟で不適切な地図を明らかにし、より適切なものと置き換えられるようにして成長に貢献する。そうした成長の背景にある地図は、「覚醒」の伝統のなかでは知られていなかったものである。

気づきの教え

　先にスミスによる魂の定義にふれた際、それが見られることのない見るものであり、聞かれることのない聞くものであると述べた。魂は決して客体になることのない気づきの主体である。これはすでに古代ウパニシャッドの時代から言われていたことである。ヤージュニャヴァルキヤは『ブリハッドアーラニヤカ・ウパニシャッド』のなかで、自己（アートマン）は見る者であると述べている。

　〔これは〕見られることがなく見る者であり、聞かれることがなく聞く者であり、思考されることがなく思考する者であり、知られることがなく知る者である。これより別に見る者はなく、これより別に聞く者はなく、これより別に思考する者はなく、これより別に知る者はない。これがなんじの自己であり、内制者であり、不死なるものである。[9]

宮元啓一氏によると、世界とは認識されるものであり、それに
対して認識する側の自己（アートマン）は、生成変化する世界の内
にはなく、端的に「世界外存在」である。それゆえ世界外存在と
しての自己は不生不滅、常住不変である。同様の意味で、ヴェー
ダーンタの哲人シャンカラは、アートマンを「清浄な見」、すなわ
ち純粋な気づきであるという。

　　私は清浄な見であり、本性上不変である。本来私には、いかなる対
　象も存在しない。私は、前も横も、上も下も、あらゆる方角にも充満
　する無限者であり、不生であり、自分自身に安住している[10]。

　この「見」は、ただ見ていることを本性とし、本来、対象も境
界もない「純粋な気づき」である。自己が純粋な気づきであるこ
とは、『アシュターヴァクラ・ギーター』のなかでは、「知りなさ
い、あなたは一なるものであり／純粋な気づきなのだ[11]」、「あなた
は純粋な気づき／世界は幻想にすぎない／それ以上のものではな
い[12]」などと述べられている。同様に20世紀の神秘家ラマナ・マハ
ルシも「真我」（アートマン）が気づきであることを強調する。

　　あなたは気づきである。気づきとは、あなたのもうひとつの名前で
　ある。あなたは気づきである以上、それに到達したり、育んだりする
　必要はない。あなたがしなければならないことは、他のものを意識す
　るのをやめることだけである。それらは真我ではない。もしそれらを
　意識するのをやめれば、純粋な気づきだけが残り、それが真我である[13]。

　ニサルガダッタ・マハラジにおいても、純粋な気づきが普遍的
な存在の本質である。「すべては気づきのなかに存在している。気
づきは死ぬこともなければ、生まれ変わることもない。それは不
変の実在そのものである[14]」。したがって「あなたが個人ではなく純

粋で静かな観照であり、恐れのない気づきがあなたの真の存在だと悟るとき、あなたはその存在**である**[15]」。観照は身体やマインド（思考の流れ）よりも根源的な存在次元である。

　身体はあなたのマインドのなかにあらわれ、マインドはあなたの意識の内容である。あなたは、永遠に変化する意識の流れの不動の観照であり、いかなる形でもあなたが変わるということはない。あなたの不変性があまりにも明白なため、あなたはそれに気づかない[16]。

　身心や世界は生滅を免れないが、気づきは生滅することのない根本的実在である。

　気づきはそれ自体で存在し、出来事とともに変化することはない。出来事は快いものであるかもしれないし、不快なものかもしれない。重要でないものかもしれないし、重要なものかもしれないが、気づきは同じままである。純粋な気づきの固有の本質、その自然な自己同一性に、自己意識の痕跡をとどめることなく注目しなさい。そしてその根底にまで行きなさい。するとあなたは、気づきがあなたの真の本性だということを悟るだろう。あなたが気づくものは何ひとつ、あなたのものとは呼べない[17]。

　マハラジ自身、純粋な気づきの大海であり、そのなかであらゆることが生じる。マハラジとあらゆることは非二元的にひとつになっている。

　純粋な気づきの大海のなかで、普遍的な意識の表層に、現象的世界の無数の波が始まりも終わりもなく立ち現われては消えゆくのを私は見た。意識として、それらはすべて私自身である。出来事として、それらはすべて私のものである[18]。

気づきの道

　永遠の哲学によれば、気づきは実在そのものであるが、同時に、究極のリアリティに目覚めるためのもっとも基本的な道である。ニサルガダッタ・マハラジはこう述べている。

　気づいているということは、目覚めることである。気づかないことは眠っているということである。いずれにせよ、あなたは気づいている。気づいていようと試みる必要はない。あなたに必要なのは、気づいているということに気づくことである。意図的に意識的に気づくようにし、気づきの領域を広げ深めなさい。[19]

　気づかれる個々の内容が重要なのではなく、気づきにセンタリングし、気づきのうちに存在することが重要なのである。

　すべての波が海のなかにあるように、物質的、精神的なものはすべて気づきのなかにある。それゆえ気づきそのものが重要なのであって、その内容ではない。あなた自身の気づきを深め、広げていきなさい。そうすれば祝福が流れだすだろう。[20]

　クリシュナムルティは、既知のもの（思考）に条件づけられた精神から自由になるために、注意や気づきを強調していた。クリシュナムルティは学校の生徒たちとの対話のなかで、つぎのように話している。

　あなたは花を見る。その花との関係はどうなっているだろうか。花を見つめているだろうか、それとも、花を見つめていると思っているのだろうか。違いがわかるかな。あなたは実際に花を見ているのだろうか、それとも、花を見るべきだと思っているのだろうか、それとも

花についてあなたがもっているイメージ ―― それはバラだといったイメージ ―― でもって花を見ているのだろうか。言葉はイメージであり、言葉は知識であって、それゆえ、あなたはその花を、言葉、シンボル、知識でもって見ている。だから、その花を見ていないのだ。[21]

　クリシュナムルティは、イメージ（言葉、シンボル、知識）をもって花を見ることと、いかなる媒介もなしに見ることとの違いを指摘する。イメージをとおして見るとき、「観察者」（過去の知識の集積）が見ているが、「観察者」はイメージを投影し、ものごとを対象化して見るため、見られるものにふれることはない。

　あなたが言葉なしに、イメージなしに、そして完全に注意深い精神でもって花を見つめるとき、あなたと花の関係はどうだろうか。やってみたことがあるかな。「それはバラだ」と言わずに、花を見つめたことがあるだろうか。どんな言葉もシンボルも交えず、花に名前をつけたりしないで、全面的な注意を注いで、それゆえ完全な注意を傾けて、花を完全に見たことがあるだろうか。そうするまでは、あなたは花と関係をもつことはない。他人あるいは岩や葉と関係をもつためには、完全な注意を払って見守り、観察しなければならない。すると、あなたが見ているものとの関係は、まったく違ったものになる。観察者がすっかりいなくなり、ただそれだけがある。もしそのように観察すれば、そこには意見も判断もない。それはあるがままにある。[22]

　十全な注意や気づきがあるとき、イメージは投影されず、「観察者のない観察」だけが残る。そのとき、あるがままにあるものにふれている。クリシュナムルティはそれを「選択なき気づき Choiceless Awareness」と呼んでいる。ハクスレーはクリシュナムルティの畏友であったが、クリシュナムルティの主著『最初で最後の自由』に寄せた序文のなかで「この選択なき気づきは ―― 人生のあらゆるとき、あらゆる状況のなかで ―― 唯一の有効な瞑想である」[23]と述べている。

ハクスレー自身も、気づきがもっとも重要な道であることを強調していた。彼の生涯にわたる探究の帰結である最後の小説『島』のなかでは、「各自の仕事──それは悟りだ。つまり、いまここで、その準備として、気づきを高めるあらゆるヨーガを実行するということだ[24]」と書かれている。それは自分が行なうすべてのことに十全に気づくということである。そうすれば、仕事は「仕事のヨーガ」に、遊びは「遊びのヨーガ」に、日常生活は「日常生活のヨーガ」になる。

　ハクスレーのなかでとくに重要なのは、彼が多次元にわたる気づきについて述べていることである。彼はみずからも実践していたアレクサンダー・テクニークに触発され、すでに1941年に以下のように述べている。

　プライマリー・コントロールの意識的習得のためのアレクサンダー・テクニークがいまや利用できるようになっている。それは、究極のリアリティへの気づきを高めていくことをつうじて人格を超越する神秘家の技法と結びつけられて、もっとも豊かな実を結ぶことができる。いまや、人間の活動の全領域に働きかける全面的に新しいタイプの教育を考えることができる。それは生理的レベルに始まり、知的、道徳的、実践的レベルをへて、スピリチュアルなレベルにまで達するものである。この教育は、自己の適切な使い方を教えることで、子どもと大人を病気や有害な習慣のほとんどから守るものであり、抑制と意識的コントロールを訓練することで、あらゆる男女に理性的に道徳的に行動するための心理・生理的な手段を与える。この教育は、それが到達しうる上限では、究極のリアリティの経験を可能にする[25]。

　ハクスレーは、身心に対するアレクサンダー・テクニークに始まり、神秘家の技法にまで及ぶ多次元的な気づきの方法を描きだしているが、気づきを軸にすることによって、身体レベルから知的、道徳的、実践的レベルをへて、スピリチュアルな次元にまで至る「人間の活動の全領域に働きかける」教育が可能になる。ハ

クスレーは後年、永遠の哲学にもとづく「非言語的な人文教育」を提唱し、そのなかに多くの気づきの技法をふくめることによって、この構想をより具体的なものにしている。[26]

　現代のマインドフルネスの実践は、呼吸、ボディ・スキャン、歩くこと、食べること、聴くこと、ラビングカインドネスといったエクササイズによって構成されているが、多次元的な観点を導入することによって、もっと多様な方法を取り入れることができる。たとえば、アレクサンダー・テクニークは身心レベルの「基礎的な気づき」を高める方法として位置づけられるが、同様に、センタリング、センサリー・アウェアネス、ゲシュタルト・セラピー、フェルデンクライス・メソッド、フォーカシング、ハコミ・メソッドなど、ソマティック心理学に属する諸方法は身心レベルの気づきを高める方法として用いることができる。アサジョーリが体系化したサイコシンセシスでも、気づきの中心としてのセルフに立ち返ることが、サブパーソナリティ（身心）からの脱同一化においてもっとも重要な働きをするとみなされている。

　スピリチュアルな方法としては、パタンジャリのラージャ・ヨーガ、禅、グルジェフ・ワーク、ラマナ・マハルシの真我探究（ヴィチャーラ）、そしてハクスレーもとりあげていたシヴァのタントラなどをあげることができる。カシミール・シヴァ派に伝わるシヴァのタントラ、すなわちヴィギャン・バイラヴ・タントラの112の技法は太古より伝わる気づきの瞑想法である。これらの他にも多くの瞑想法を気づきと結びつけて活用することができる。

　最後にひとつ強調しておくなら、本章で描いたマインドフルネスのスペクトルも結局はひとつの地図であり、「月をさす指」にすぎず、マインドフルネスを理解する上で役に立つかもしれないが、「地図は現地ではない」というコージブスキーの一般意味論に従うなら実際の体験とは異なるものである。体験は合理的な解釈によって汲み尽くされるものではなく、マインドフルネスにおいては、いまここで生じる気づきの直接体験がすべてである。禅

は「仏に会ったら仏を殺せ」と言い、クリシュナムルティは一切の定式化を退けたように、いまここに開かれた意識がマインドフルネスにほかならない。

　本章は、拙論「『永遠の哲学』における『気づき』の存在論――マインドフルネスの新たな基礎づけを求めて」〔『トランスパーソナル心理学／精神医学』17号所収〕を短く編集したものである。

文　献 〔引用は原典から拙訳した〕

1 ）Thich Nhat Hanh (1990) *Transformation & Healing: Sutra on the Four Establishments of Mindfulness.* Parallax Press. p.3.　山端法玄・島田啓介訳『ブッダの〈気づき〉の瞑想』〔野草社, 2011年〕.

2 ）Huxley, A. (1974) *The Perennial Philosophy.* Chatto & Windus. p.1.　中村保男訳『永遠の哲学 ―― 究極のリアリティ』〔平河出版社, 1988年〕.

3 ）Huxley, A. (1974), p.48.

4 ）Smith, H. (1976) *Forgotten Truth: The Primordial Tradition.* Harper & Row.　菅原浩訳『忘れられた真理 ―― 世界の宗教に共通するヴィジョン』アルテ, 2003.

5 ）Smith, H. (1976), p.87.

6 ）ラム・ダス（2003）『死の処方箋 ―― 人はなぜ苦しむのか?』大島陽子・片山邦雄訳〔雲母書房〕pp.71-72.

7 ）Wilber, K. (1997) *The Eye of Spirit.* Shambhala. p.47.　松永太郎訳『統合心理学への道 ――「知」の眼から「観想」の眼へ』〔春秋社, 2004年〕.

8 ）Wilber, K. (1999), p.47.

9 ）宮元啓一（2011）『インド最古の二大哲人 ―― ウッダーラカ・アールニとヤージュニャヴァルキヤの哲学』〔春秋社〕p.95.

10）シャンカラ（1988）『ウパデーシャ・サーハスリー ―― 真実の自己の探求』前田専学訳〔岩波文庫〕p.37.

11）Byrom, T. (trans.) (1990) *The Heart of Awareness.* Shambhala. p.2.　福間巌訳『アシュターヴァクラ・ギーター ―― 真我の輝き』〔ナチュラルスピリット, 2009年〕.

12）Byrom, T. (trans.) (1990), p.40.

13）Godman, D. (ed.). (1985) *Be As You Are: The Teachings of Sri Ramana Maharshi.* Penguin. pp.11-12.　福間巌訳『あるがままに ―― ラマナ・マハルシの教え』〔ナチュラルスピリット, 2005年〕.

14）Maharaj, S.N. (1988) *I Am That: Talks with Sri Nisargadatta Maharaj* (M. Frydman, trans., S. Dikshit, rev. & ed.). The Acorn Press. p.262.　フリードマン英訳／ディクシット編

chapter1
chapter2
chapter3
chapter4
chapter5
chapter6
chapter7

「永遠の哲学」とマインドフルネス

／福間巌訳『アイ・アム・ザット　私は在る —— ニサルガダッタ・マハラジとの対話』〔ナチュラル
スピリット, 2005年〕.

15）Maharaj, S.N. (1988), p.65.

16）Maharaj, S.N. (1988), p.199.

17）Maharaj, S.N. (1988), p.437.

18）Maharaj, S.N. (1988), p.30.

19）Maharaj, S.N. (1988), p.220.

20）Maharaj, S.N. (1988), p.261.

21）Krishnamurti, J. (1974) *Krishnamurti on Education*. Harper & Row. p.72.　大野純一訳
『英知の教育』〔春秋社, 1988年〕.

22）Krishnamurti, J. (1974), pp.72-73.

23）Krishnamurti, J. (1954) *The First and Last Freedom*. Harper & Row. p.17.　飯尾順生訳
『最初で最後の自由』〔ナチュラルスピリット, 2015年〕.

24）Huxley, A. (1972). *Island*. Chatto & Windus. p.236.　片桐ユズル訳『島』〔人文書院, 1980
年〕.

25）Huxley, A. (1978). End-Gaining and Means-Whereby. In W. Barlow (ed.). *More Talk of
Alexander* (pp. 149-153). Victor Gollancz. p.152.

26）Huxley, A. (1975) *Adonis and the Alphabet*. Chatto & Windus. (序章「両生類の教育」参
照)　片桐ユズル抄訳『多次元に生きる —— 人間の可能性を求めて』〔コスモス・ライブラリー,
2010年〕.

その他の参考文献

Assagioli, R. (1972) *Psychosynthesis: A Manual of Principles and Techniques*. The Viking Press.
国谷誠朗・平松園枝訳『サイコシンセシス —— 統合的な人間観と実践のマニュアル』〔誠信
書房, 1997年〕.

Brooks, C.V.W. (1982) *Sensory Awareness: The Rediscovery of Experiencing*. Ross-Erikson
Publishers.　伊東博訳『センサリー・アウェアネス ——「気づき」自己・からだ・環境との豊か
なかかわり』〔誠信書房, 1986年〕.

Deikman, A. J. (1982) *The Observing Self: Mysticism and Psychotherapy*. Beacon Press.

Feldenkrais, M. (1977) *Awareness through Movement: Health Exercises for Personal Growth*.
Harper & Row.　安井武訳『フェルデンクライス身体訓練法』〔大和書房, 1982年〕.

Goldstein, J. (2013) *Mindfulness: A Practical Guide to Awakening*. Sounds True.

Hendricks, G., & Roberts, T.B. (1977) *The Second Centering Book: More Awareness Activities
for Children, Parents, and Teachers*. Prentice-Hall.

井筒俊彦（1983）『意識と本質 —— 精神的東洋を索めて』〔岩波書店〕.

片山一良（2012）『パーリ仏典にブッダの禅定を学ぶ ——「大念処経」を詠む』〔大法輪閣〕.

可藤豊文（2000）『瞑想の心理学 —— 大乗起信論の理論と実践』〔法藏館〕.

Krishnamurti, J. (2000) *To Be Human*. Shambhala.　吉田利子・正田大観訳『境界を超える英
知 —— 人間であることの核心』〔コスモス・ライブラリー, 2017年〕.

Lakshman Joo, S. (2007) *Vijñāna Bhairava: The Practice of Centering Awareness* (2 nd rev. ed.).

Indica Books.

Littlewood, W.C. & Roche, M.A. (eds.) (2004) *Waling Up: The Works of Charlotte Selver.* Author House. 齊藤由香訳『センサリーアウェアネス── つながりに目覚めるワーク』〔ビイング・ネット・プレス，2014年〕．

Marti, A. & Sala, J. (2006) *Awareness through the Body: A Way to Enhance Concentration, Relaxation and Self-knowledge in Children and Adults.* Sri Aurobindo International Institute of Educational Research.

中川吉晴（2007）『気づきのホリスティック・アプローチ』〔駿河台出版社〕．

Osho (1974) *The Book of Secrets: 112 Keys to the Mystery Within; A Comprehensive Guide to Meditation Techniques Described in the Vigyan Bhairav Tantra.* St. Martin's Griffin. ヴィギャン・バイラヴ・タントラ和尚講話録「タントラ秘法の書」全10巻，市民出版社，1993-1998.

Perls, F., Hefferline, R., & Goodman, P. (1951) *Gestalt Therapy: Excitement and Growth in the Human Personality.* Dell.

Schumacher, E.F. (1977) *A Guide for the Perplexed.* Harper & Row. 小島慶三・斎藤志郎訳『混迷の時代を超えて── 人間復興の哲学』〔佑学社，1980年〕．

Stevens, J.O. (1989) *Awareness: Exploring, Experimenting, Experiencing.* Eden Glove Editions. 岡野嘉宏・多田徹佑・リード恵津訳『気づき── ゲシュタルト・セラピーの実習指導書』〔社会産業教育研究所，1982年〕．

Tart, C.T. (1994) *Living the Mindful Life: A Handbook for Living in the Present Moment.* Shambhala.

Trungpa, C. (1985) *Meditation in Action.* Shambhala. 日生明樹訳『仏教と瞑想』UNIO，1996.

Walsh, R. (1999) *Essential Spirituality: The 7 Central Practices to Awaken Heart and Mind.* John Wiley & Sons.

Welwood, J. (2000) *Toward a Psychology of Awakening: Buddhism, Psychotherapy, and the Path of Personal and Spiritual Transformation.* Shambhala.

Wilber, K. (2016) *Integral Meditation: Mindfulness as a Way to Grow Up, Wake Up, and Show Up in Your Life.* Shambhala.

自著参考資料

『ホリスティック臨床教育学── 教育・心理療法・スピリチュアリティ』〔せせらぎ出版，2005年〕、『気づきのホリスティック・アプローチ』〔駿河台出版社，2007年〕、*Education for Awakening*〔Foundation for Educational Renewal〕など。

chapter1

chapter2

chapter3

chapter4

chapter5

chapter6

chapter7

「永遠の哲学」とマインドフルネス

ウェルビーイング

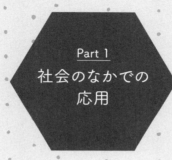

Part 1

社会のなかでの
応用

教育のなかで生きる
マインドフルネス

スタンフォード大学におけるハートフルネス

スティーヴン・マーフィ重松

§ スタンフォード大学は、学生がもっとも幸せそうに見える大学であるが、そこには「スタンフォード・ダック症候群」といわれるものがある。表面的にはアヒルは楽々と泳いでいるようで、水の下で激しく足をかいている。多くの学生が、摂食障害、うつ病、不安、統合失調症、暴力行為、アルコールおよび薬物乱用、自殺および殺人などの感情障害を経験している。これらの問題に対処するため、大学において「ライフ・ワークス」というプログラムを開発し、いくつかの授業を担当した。

§ 授業のなかでは「ハートフル・コミュニティ」の重要性を説いている。ハートフル・コミュニティの要素は、マインドフルネスをはじめとして、八つがある。

　私は以前、東京大学教育学部で教え、国際センターのカウンセリングを担当していた。サバティカルをとることになり、気候のよいところにある大学にということで、縁あってスタンフォード大学に行くことになった。

　スタンフォードの生活は私たちが想像していたとおりのものだった。気候は穏やかで、暑くも寒くもなく、青空が続いている。私たちはそこでの生活がとても気に入り、スタンフォードでの滞在をさらに二年間延長することにした。スタンフォードは、学生寮に教授用住宅が隣接されており、そこで、私達は60名の生徒と日常生活を共に過ごすことになった。その経験から私は"ダックシンドローム"が現実であることを知ったのだ。

スタンフォード・ダック症候群

　表面には、アヒルは楽々と滑るように泳ぎ、静かで落ち着いているように見える。しかし、アヒルは実際に水の中では、激しく足をかいている。同じように、多くの場合、学生たちはすべてのことをコントロールできていて、非常に満足していて、幸せそうに見える。しかし、内面では、生き残るために非常に苦しんでいる者もいる。彼らは、一見、自信があり、自己制御できており、独立しているという雰囲気を身にまとっている。しかし、実はそうすることで自分を守っており、リスクを回避しているのだ。

　彼らは、完璧をめざしており、今まで達成してきたことによる報

いも多く得ている。多くの者は、今までほとんど失敗なぞしたことがなく、しかし、それにもかかわらず、失敗することをたいへん恐れている。大きな失敗を一度でも経験すると、それで完全に人生のレールからはずれてしまうと思っている学生もいるのだ。彼らは自尊心が高く、すべてを合理的に処理しようと、頭のなかだけで考えて、ものごとを達成するためには多くを犠牲にする。彼らは失敗しないために、安全で予測可能なものを求めており、そのことは、彼らが、新しい知識を学ぶことを鈍らせているのだ。

　学生たちの感情障害のレベルは驚くべきものであり、私たちは、学生のあらゆる種類の問題に遭遇した。これら問題には、摂食障害、うつ病、不安、統合失調症、暴力行為、アルコールおよび薬物乱用、自殺および殺人さえも含まれている。これらの問題は、彼らの学業や社会関係の妨げとなる。皮肉なことに「いつも自分を幸せであると見せていないといけない」必要性が、そして「幸せでないといけないのにそうではない」という罪悪感が、ストレスをさらに悪化させていた。

　この経験は、地位を得ることや物質的な所有によって、幸せや心の平安を得られるということが幻影であると、私たちにわからせるものだ。知識と意志の力で何事も達成可能だと思いたいのだろうが、実際は、真実、美、親切といったものは、合理的思考だけでもたらされるものではない。意味ある人生というのは、心のなかに重点を置き、思いやり（コンパッション）や、寛大に与えることによって得られるのだ。

　これらの問題は全国の大学でも見られ、大学生の精神疾患率は高い。しかし、学生が最も幸せそうに見えるスタンフォード大学でさえも、問題があるということは、驚きである。また、スタンフォード大学の所在地であるパロアルト市でも、十代の若者の自殺者が多く、一年間に５人の高校生が亡くなった年もあった。

社会のなかでの応用

154

　スタンフォード大学での大規模な調査では、教育において、学生が欠けていると考えているのは、学びと実生活の統合であった。また、全国調査から、人生における意味や目的を探る教育へのニーズがあることがわかっている。

　これらのニーズに応えるために、私と同僚は、Life Works というプログラムを作った。観想教育は、自己省察、コンパッション、自分の認識や行動をよりよく理解できるような練習の統合からなっている。存在の「内側」の次元に焦点を当て、内側と外側の統合を目指す。私はこの Life Works のためにいくつかのコースをつくったのだが、この章ではとくに、2013年以来提供を続けている「自分とシステムを変革する —— 人種、国家、性別、階級の境界を超えて」というコースについて書く。

　このコースは、3-5単位を提供する学部のセミナーコースとして、心理学、人類学、人間生物学、および人種や民族に関する比較研究をする学部の学部学生のために開発された。この授業には、有色人種の学生や、疎外感を感じている学生が集まった。15人に受講者は制限されたセミナーコースである。このコースの目標は、「自分の内部と自分の外で平和を作る」「内的、また人間関係の両方の成長のための空間を創り出す」「ハートフルなコミュニティづくり」「自己と制度の変革」である。それと同時に、個人と他人との両方の成長のための空間を作るというグループの規範を確立した。そして、そのために、この授業では、コミュニティづくりの8つの要素が重要となった。それを、ハートフルコミュニティの8つの要素としてまとめたのが、以下である。

ハートフル・コミュニティ

マインドフルネスを育む

まず私自身が完全にこの場にいて、覚醒して、気づき、受け入

155

れるように、マインドフルであるように努めたうえで、受講者にも同じようにするようにと呼びかけることで、マインドフルネスを育てていく。自分の思考、感情、身体感覚、および周囲の環境について、判断をするのではなく、瞬間瞬間の意識を維持することを目指す。「一期一会」は、一瞬一瞬が人生において一度きりの機会であるという意識を表した日本語だが、この言葉は、私たちの指針となっている。

マインドフルネスは、研究でも明らかになっているように、恐怖と不安を緩和するのに役立つだけでなく、自分自身、他者、そして私たちの相互関係の認識を高める[1]。そして最近の研究では、たとえ微細な社会的つながりであっても、その経験は、共通の心理的および生理学的状態を促進できることが示唆されている[2]。

脆弱性を育む

マインドフルなアプローチは、学生が、それぞれのいろいろなレベルの脆弱性 *Vulnerability* に対し、尊敬の念を持つように促す。脆弱でありえるということは、「自分が安全である」という感覚に依存している。脆弱性を養うことで安全な空間を創造しようとしている。そのために、私は、自分は教師であるとともに学習者であり、同じ道を歩んでいるものとして、存在しようとする。学生は、「センセイ」と自分のことをよび、その日本語の文字は、「あなたよりも先に生きている人」の意味であることを教える。

オーセンティシティのモデルとなる

教室に自分自身を持ち込むべきではないという意見もあるが、私は、オーセンティックな教師であろうとし、教室では自分自身であろうとする。最初の講義では、着物を着て教室にいき、日本語で話をし、受講者のマインドフルネスを導き出し、脆弱性を示し、私が本当に誰であるかを明らかにしてオーセンティックであろうとする。

「私は誰か」、「なぜ私がここにいるのか」、について、自分の考え
や気持ちを伝え、学生に『あなたは誰で、なぜあなたはここにい
るのですか？』と問う。 このように脆弱性とオーセンティシティ
のモデルとなることで、学生に「自分らしく在れ、あなたはそれ
だけで価値がある、今まで学んできたように振る舞う必要はない
のだ」ということを、それとなく伝えているのだ。

思いやりのある傾聴

すべての感覚と「心の耳」を使って、傾聴の練習をする。その
ために、他人に彼らの苦しみについて語ってもらい、彼らの心を
空（から）にするのを助ける目的で、耳を傾ける。私たちが他の
人に同意できないときは、その人がどのように考え、感じている
のかを理解し、他者の認識だけでなく自分自身の認識についても
学ぶことができる。私たちが他人の心の枠組みに入っていく方法
は、共感すること、想像すること、ストーリーテリングすること
である。思いやりのある傾聴は、他者についての親近感や肯定的
な感情を引き出すことができ、自分を正直に開示するための、安
全な空間を作り出すことができる。

受け入れと変化のバランスをとる

私たちは、自己と他者の受容と変化の両方のニーズを、バランス
をもって統合していこうとする。自分自身や他者を、判断して、
変えようとするのではない。逆説的だが、私たち自身が変わるこ
とのできる、受け入れの可能な空間をつくる。私たちは、自分に
起こったことを受け入れ、場合によってはそれを許すという必要
性にも面するのだ。

つながりを見つける

私たちは、他者を理解し共感することによって、他者とつなが
る方法を探す。個人の差を尊重し、より広範かつ全体的なつなが

りのなかで、それらを位置づけ、そしてアイデンティティに対する広範な関係的アプローチをとっていく。

感謝を育む

私たちは研究によって裏付けされた「感謝すること」の恩恵を教える。Appreciative Inquiry and Intelligence を使って、人々、アイデア、価値観や信念のなかに、よい点を探そうとする。ポジティブな可能性をみつけ、それを自己や他人が（実際に）できるように促すような行動を私たちがとることで、私たちは他者がより創造的で、打たれ強く、成功し、思いやりのある人になれることを求める。

責任を負う

私たちは、マインドフルネスと社会正義をつなげることによって、解放や、個人の内側や他者との間の癒やし、社会活動、包摂的なコミュニティ（弱者をも包む）作りに責任を負う。マインドフルネスを実践することによって、私たちは恐怖や他者の恐れをよりよく認識し、癒しと力を与える手段とする。私たちの癒しには、家族を含む他の人たちのために、そして自分たちのためにも、寛容が含まれている。「私たちvs彼ら」の考え方を超越する挑戦をするのだ。

これらの8つの条件が満たされると、学生が分裂を克服し、怒りと不信感を思いやりのある繋がりに置き換えるのを助けることができると、私は考えている。一緒に過ごす数週間のうちに彼らは徐々に脆弱性とオーセンティシティによってお互いを知るようになる。

ある学生は、感想に、こう書いている。

　私が特にこのクラスから学んだことは、私たち皆がつながりあっているのかという理解です。よく知っているわけでもない学生と話をしていて、私たちの多くは人生で同じような経験をしてきて、同じように闘ってきたことを知り、そして、私たちは繋がることができるということがわかって、「見知らぬ人」という概念自体がなくなっていきました。私は、今まで知り合いでなかった人とも、知り合いになりたいという気持ちになりました。私がこの授業で得た最大の教訓は、他人は危険でも怖い人でもなく、ほとんどの人は私を傷つけようとしているわけでもなく、そうとは気がつかなくても、私や彼ら自身を癒やそうとしているということです。

　最後の授業の後、別の学生が彼女のクラス評価に、「このクラスで起こることは、ちょっとした奇跡です」と書いてきた。

　この「小さな奇跡」は、どのようにして得られるのだろうか？

多くの学生は、クラスの小グループが「癒しのコミュニティ」になるという。私たちが「私たちvs彼ら」という考え方を超えて、お互いの境を越え、繋がりを強めることで、癒しが起こる。これらのコミュニティは、グループ間の偏見を減らす方法を示している。

　クラスの参加者は、しばしば、スタンフォードのすべての学生に、この授業を必修にするべきだと主張する。しかし現実には、多くの人たちは、この種の学びには賛同していない。しかし、この授業を受けた人たちにとって、得られた変化は、本当に彼らの人生を変えることになり、小さな奇跡が起こっているのだ。

1 ）Goyal, M. et al. (2014) Meditation programs for psychological stress and well-being: a systematic review and meta-analysis. *JAMA Intern. Med.*, 174(3), 357-68.

2 ）Walton, G.M. et al. (2012) Mere Belonging: The Power of Social Connections. *Journal of Personality and Social Psychology*, 102(3), 513–532.

3 ）Thatchenkery, T. & Metzker, C. (2006) *Appreciative Intelligence: Seeing the Mighty Oak in the Acorn.* Berrett-Koehler Publishers.

自著参考資料

『アメラジアンの子供たち —— 知られざるマイノリティ問題』〔集英社新書, 2002 年〕、『多文化間カウンセリングの物語』辻井弘美訳〔東京大学出版会, 2004 年〕、『スタンフォード大学マインドフルネス教室 』〔 講談社, 2016 年 〕、*From Mindfulness to Hearfulness: Transforming Self and Society with Compassion.* Brrett-Koehler Publishers, 2018. など。

Whole Person Care と マインドフルネス

恒藤　暁

§　Whole Person Care（全人ケア）は、医療と教育を変える可能性を秘める概念である。これまでの医学教育では"治療"を教えてきたが、今後は"癒やし"の教育が必要になる。癒やしは「苦痛と苦悩から、完全性、全体性そして心の平安に移行する人生の質の転換」であり、患者が医療者に頼るだけではなく、患者自身が力の源となる。

§　癒やしは、医療従事者の医療技術だけではなく、従事者と患者自身の持っている潜在能力（内的資源）を使うことによる人間関係の変化による。

§　そのために、マインドフルネスは、癒しを促進するための「あり方」を提供する。医療従事者も、患者も、家族も、マインドフルネスな存在として今この瞬間の現実に向き合う時に、お互いが安心し、和解し、たとえ病気は治らなくても、癒しを支援することができるのではないか。

Whole Person Care という言葉は、聞いたことのない方が多いのではないかと思われる。直訳すると"全人ケア"となるが、この数年間、著者は Whole Person Care に強い関心を持ち続けてきた。Whole Person Care は、医療と教育を変える可能性を秘めており、そのことについて述べる。

Whole Person Care

Whole Person Care は、マウント先生とカーニー先生がカナダ・モントリオールにあるマギル大学における緩和ケアの教育に取り組むなかで誕生したものである。マギル大学は、1999年に医学部のカリキュラムを改訂する際に、Whole Person Care を中心に据えることにした。マギル大学では「単に病気を診断し治療するだけではなく、がんをはじめとする種々の治療困難な病気と共に生きる人々に寄り添い、癒し人となり得る医療従事者を育てる」と宣言し、実践している。

これまでの医学教育では、"治療 Curing"を教えてきた。病気を診断・治療し、問題が生じた場合には問題に対処し、悪いところがあったら元に戻すというアプローチが求められている。この場合、力は医療従事者にあり、患者は医療従事者に頼る。しかし、これだけでは不十分であり、もうひとつのアプローチである"癒し Healing"が必要となる。それは、病気としっかり対峙し、病気と共に人間として成長し、悪いところを元に戻せない場合、変化を

163

受け容れることを支援することである。この場合、患者自身が力の源になる。

　ここでは、Cureは他動詞であり、Healは自動詞である。医療従事者は患者を時にCureすることはできるが、Healすることはできない。癒しは、患者自身の力によるからである。医療従事者はそれを支援することになる。これが癒しという概念である。Whole Person Careの教育では、CuringとHealingの両方をバランスよく提供することのできる医療従事者を育てるのが理念となる。従来のCuringの教育と並行してHealingを教えていくことになる。

　では、癒しとは何か。カーニー先生やマウント先生は、「苦痛と苦悩から、完全性、全体性そして心の平安に移行する人生の質の転換」と定義している。苦痛や苦悩があっても、人間は苦痛や苦悩を超越して成長する可能性を秘めている。たとえ病気が治らなくても、苦痛や苦悩から十分に解放されなくても、成長、発展、自己実現をしていく、人生の質を転換することが出来る力を人間は持っている。それを癒しとしている。

　Whole Person Careは、新しい見方で根本的に変えるものである。Whole Person（全人）とは、人間全体であって部分ではない、という考え方である。デカルトの心身二元論以来、私たちは身体と心を分けて考えてきた。Whole Person Careでは、医療従事者は心身一如、身体も心も一つである全人に対してアプローチしていくことになる。苦痛や苦悩に対して創造的に向き合い、成長や癒しを促す機会とすることになる。これらがWhole Person Careの目指すものである。

　マギル大学のハッチンソン先生は、マウント先生やカーニー先生と共にWhole Person Careという概念で医学教育に取り組み、マギル大学医学部の教官の人々と一緒に『Whole Person Care』という著書を2011年に出版している。この著書は、日本ホスピス・緩和ケア研究振興財団において『新たな全人的ケア』として翻訳出

版されている。[1]

マインドフルネス

　それでは、医療従事者は患者さんとどのように向き合えばよい
か。一言で言うとすれば、"マインドフルネス"な存在として向き
合うことである。そして、今この瞬間を大切にすることである。
　我々は患者の前にいても、患者の話をうわの空で聞きながら、
「この後、この患者さんにどのように説明しようか……　この診察
の後には検査があり、会議があり……」と、過去や未来のことに
とらわれて、今この瞬間に、患者の目の前に全人として存在して
いない場合が少なくない。そうではなくて、全人として存在し、
医療従事者が身に付けている医療技術（外的資源）と、医療従事者
と患者自身が持っている潜在能力（内的資源）の両者を適切に使う
ことによって、患者との人間関係が変化し、癒されるのである。
「変化させる」のではなく、「変化する」というアプローチである。

　マインドフルネスとは、mind（こころ）がful（行きわたった）とい
う状態である。「開放的で、とらわれのないこころの状態」を意味
する。
　うわの空 *absent-minded* という言葉があるように、「心ここにあらず」
という状態で我々は日々過ごしている。つまり、マインドフルネ
スと真逆の状態にある。マインドフルネスとは、「今の瞬間の現実
に常に気づきを向け、その現実をあるがままに知覚して、それに
対する思考や感情には囚われないでいる心のもち方や存在のあり
よう」と熊野は定義している。[2]
　今の瞬間にあるがままに生きるということは、現代社会では非
常に困難である。情報化時代において私たちは目の前の多くの情
報を「良い・悪い」「好き・嫌い」「自分に関係がある・ない」と

即断して処理している。マインドフルネスとは、そのような行動を一旦保留にして、「あるがままに受け止めるあり方」と言える。

　マサチューセッツ大学においてストレスクリニックやマインドフルネスセンターを創設したカバットジン先生が開発した「マインドフルネス・ストレス低減法」は、世界の医療機関でさまざまに取り組まれている。[3] 患者、医療従事者だけでなく医学生にも活用されている。"mindfulness" は医療のキーワードにもなっている。PubMedの検索〔2017年9月現在〕では、マインドフルネス・ストレス低減法が726件、がん患者を対象としたマインドフルネス・ストレス低減法が135件、マインドフルネス・ストレス低減法のメタアナリシスが6件あり、この10年間で学術的に研究され、科学的に検証されている。さらに、マインドフルネス認知療法、弁証法的行動療法、アクセプタンス・アンド・コミットメント・セラピー、メタ認知療法などの第三世代の行動療法としてマインドフルネスが広く活用されつつある。[4]

　現実を歪んで知覚しないようにすること、現象や体験を自動的に評価しないこと、日々の生活で条件反射的に行動しないことが、マインドフルネスな態度と言えるであろう。そして、"今、ここ here and now" に意識を集中して、現象や体験をあるがままに観察することで、苦悩を減らし、癒しを促進し、自己と他者への共感と思いやりを高めるあり方が臨床で求められている。

おわりに

　医療従事者も、患者も、家族も、マインドフルネスな存在として今この瞬間の現実に向き合うときに、お互いが安心し、和解し、たとえ病気は治らなくても、癒しを支援することができるのではないであろうか。臨床では、マインドフルネスな存在としてお互

いに向き合いながら、Whole Person Care を提供することであり、
21世紀の医療そして教育においてもその方向性を目指すことが重
要であると信じている。

文　献

1）ハッチンソン，T.A.監修／恒藤暁訳『新たな全人的ケア —— 医療と教育のパラダイムシフ
　　ト』〔日本ホスピス・緩和ケア研究振興財団, 2016年〕.
2）熊野宏昭『新世代の認知行動療法』〔日本評論社, 2012年〕.
3）カバットジン, J.『マインドフルネスストレス低減法』〔北大路書房, 2007年〕.
4）大谷彰『マインドフルネス入門講義』〔金剛出版, 2014年〕.

自著参考資料

『系統緩和医療学講座 —— 身体症状のマネジメント』〔最新医学社, 2013年〕、『系統看護学講座
別巻 緩和ケア』共編〔医学書院, 2014年〕など。バックマン『真実を伝える —— コミュニケーション技
術と精神的援助の指針』監訳〔診断と治療社, 2000年〕など。

医療者の気づきを深める試み

ナラティブ・メディスンがもたらすもの

栗原幸江

§　医療現場では、医療者と患者とのコミュニケーション
が重要である。しかし、迅速な思考や判断（Fast Thinking）
が求められる忙しい医療現場では、それが「思い込み」や
「決めつけ」を生み、患者の「わかってもらえない」と感じ
る不満や「ボタンの掛け違い」といったコミュニケーション
における問題を生じがちである。

§　そのような問題に対して、ナラティブ・メディスンは、文学・
芸術・映像・音楽といった多彩な媒体を用いて、多職種
の医療者の物語り能力を育む教育プログラムである。マ
インドフルネスは、その基本にある。

§　「マインドフルネス」は、臨床の場において、あらためて
立ち止まり熟考や省察（Slow Thinking）の機会を与える。ま
た、対話の相手に真摯に向かい合う姿勢の土台となり、そ
の対話の「今ここ」に生じるさまざまな微細な要素と全体
的な俯瞰とを包含する認識力を育み、そこに立ち現れてく
る"コンパッション"を体現させる。

　医療の現場におけるコミュニケーションの重要性は自明の理であり、医療者のコミュニケーション能力の向上のために、これまでさまざまなアプローチが試みられている。にもかかわらず、忙しく「時間がない」医療者に「伝えたくても伝えられない」「わかってもらえない」と感じる患者家族は今も少なくない。

　コミュニケーションの「ボタンの掛け違い」が、患者家族にとっても医療者にとっても傷つき体験となることも少なくない。もちろんコミュニケーションが適切に双方を結ぶ架け橋となり、信頼関係が結ばれるなかで治療やケアがおこなわれることで、患者家族にも医療者にも深く刻まれる学びや気づき、そして人間的成長があることも多い。

　対話力を磨くということは、患者家族の満足度の向上のみならず医療者の臨床力の向上につながり、その経験はそこに関わる医療者自身の人間的成長と自信、そして自身の仕事に対する満足感（そのすべてが心のケアとなる）をもたらしうる。その「対話力を磨く」プロセスのなかで、「マインドフルネス」は重要な役割を担っている。「マインドフルネス」は、対話の相手に真摯に向かい合う姿勢の土台となり、その対話の「今ここ」に生じるさまざまな微細な要素と全体的な俯瞰とを包含する認識力を育み、そこに立ち現われてくるコンパッションを体現させる。

　忙しい医療の現場では、迅速な思考や判断 *Fast thinking* を求められることが多い。そうした判断力は非常に重要である一方で、それがときに多くのことを（流れ作業に乗せるように）「ルーチン」化さ

せ、「思い込み」や「決めつけ」を生み、それが無意識のうちに医療者の「内側の物語り」を作ることがある。たとえば「患者は医師の診断に基づく治療を受けるのが当然」と考える医療者の前に、それに反する患者が現れると、「問題患者」「理解不足の困った患者」というレッテルが貼られたりする。「患者には患者の思い」があるのだが、それが共有されないまま、「分かってもらえないと感じる患者／家族」と「分かってもらえないと感じる医療者」の双方に不幸が生じる。

マインドフルネスは、そういった日々の診療に対して、改めて立ち止まり、考えてみるきっかけを与え、「思い込み」をしていないか、別の視点からとらえられないかを自らに問いかける熟考や省察 *Slow thinking* の契機を提供する。

それを教育プログラムとして提供しているのが「ナラティブ・メディスン *Narrative Medicine: NM*」である。

臨床の現場にあふれる物語り（ナラティブ）に関心を持ち、注目し、医療者の「物語り能力」「コミュニケーション能力」を高めることを目的としている。米国コロンビア大学のリタ・シャロン教授 *Rita Charon, MD, Ph.D* により、2000年に創設された。文学・芸術・映像・音楽といった多彩な媒体を用いて、「注意深く五感を研ぎ澄まし対象と向かい合う」「病いの物語りを細やかに読み解く」「自分なりの表現を磨く」といった物語り能力 *Narrative Competence* を育むことを目的としたこのプログラムは、医学教育から始まり、現在は看護師やソーシャルワーカーなど多職種の医療者にも広がっている。

NMプログラム
物語能力を磨くための三本の柱

注目・着目・配慮　*Attention*
物語り能力を磨くうえで根幹をなす。

「目の前の対象に真摯に向かい合う」実践、細部に向ける細やかな注意と全体を俯瞰する視野、そして「今ここ」「自分の身体」にしっかりと「在る」という能力は、意識的に育み修練するものである。小説を精密読解する *close reading*、絵画をゆっくりと鑑賞する *slow mindful viewing* といった演習は、「意識を向けると気づく・見えてくる」という認識の広がりや理解の深まりの体験をもたらす。

表現・表象　*Representationa*

認識したものを表現する能力。自身の考えや気持ちといった漠としたものを、文章などの形にする。そうすることによって、それは手に取り、考え、反応し、分かち合う対象となる。その演習は、表現の難しさと奥深さを教えるとともに、表現を細やかに磨くことが自身の観方・聴き方・とらえ方を磨くことにつながることを教える

つながり・関係性の構築・参与　*Affiliation*

表現／表象されたもの（文章、スケッチ、写真など）は、共有が可能となる。語り手にとっては「自分の表現を他者にさらす恥ずかしさ」「その恥ずかしさを押して相手と分かち合う勇気」「（勇気をもって自分をさらけ出す）相手に寄せる信頼感」「その『表現』が受け取られる経験を通じて相手のコンパッションを感じ、相手との間に育まれる信頼感を感じる」といった経験が、そして聴き手にとっては「語り手の勇気と自分に対して寄せられる信頼感を感じる」「相手に真摯に向き合い、相手の語りを注意深く受け取ろうとする姿勢のなかにコンパッションがたち現われてくるのを感じる」経験が、相互に関係性を育む。さらには、「対話を通じて語り手も聴き手にも発見があり、自己理解が深まる」「勇気とともに表現する＝相手に対する信頼の発現であることを体感する」といった気づきを得る。

筆者が単発のワークショップなどで好んで使うNMエクササイズには、写真や絵画を用いたSlow Viewingと省察作文のシェアがある。

　まず数分の時間を取り、一枚の写真や絵を前に全員でじっくりと眺める。各自真剣な表情で見入っているところに質問を投げかける。『どんなところが気になった？』『最初に目が行ったのはどこ？』など。ためらいの沈黙の後にぽつぽつと声が上がり始める。それぞれにさまざまな見方をしていることがわかる。医療の現場では「正しい一つの答えを言わなければ」「間違ったら恥ずかしい」「自分の意見はみんなと違うから間違っているかもしれない」など「正しくあらねばならない」プレッシャーがあるが、この「絵画や写真を読み解く」エクササイズにはそれがない。むしろ「さまざまな異なるものの見方があったほうがよい」「自分のとらえ方が他の人の理解の一助になる」ことを体験する。複数の眼がとらえることにより、「見えていなかったところから見えてくるもの」が多層的に広がる。他者の視点が、自分の視野を広げることとなり、自分では想像もつかなかった「読み」を得ることが可能となる。

　その後、関連テーマを出して各自に省察作文を書いてもらう。「書く」こと自体が「（誰にも邪魔されることのない）安全な表現／表象の場を設けること」であり、それを通じて自分の考えや心に耳を澄ます、また「何を書くか」「何を書かないか」という取捨選択があることを意識し、「書かなかったこと」へも思いを寄せる。ワークショップでは、4-5分といった時間を定め、グループで一斉に書く。それにより「他者の表現に引きずられない自分の表現」「短時間で表現する際に何が取捨選択されるか」に書き手が気づく契機となるのである。

　この省察作文は「小グループ内、あるいはペアのパートナーに読み聞かせる」ことを前提に書く。自分の拙い表現が相手に伝わるかという不安、相手に温かく受け取ってもらえた時の歓びと相手

との間に感じるつながり *Affiliation* を体験する機会にもなる。それも
また、医療者に精いっぱい伝えようとする患者・家族の体験に思
いを寄せる契機となるかもしれない。また、たとえば三人以上の
グループ内で省察作文を分かち合う場合、一人の「語り」を複数
の「聴き手」が受け取ることになる。「同じ語りを聴いていても、
聴き手によって受け取り方が違う。違いながらもそれぞれに、そ
の語りのエッセンスを受け取っている」ということを発見するエ
クササイズにもなる。

　参加者にとって、このエクササイズは新鮮な体験となるようだ。
たとえば:

【絵画の Slow Viewing】「自分の見方の特徴が分かったり、他の人の視点
を知って見方が広がったり、よい経験でした」「絵ひとつを見ても、ど
こに注目するか、どう受け取るかが本当に違うので面白かった」「自ら
の感性を磨くうえで大切な時間だったと思う」「自分一人では思いつか
ない見立てや発想が学べました」「構えずに好奇心のままに楽しめるワ
ークでした」

【省察作文】「文章を書く、言葉にして表現することにより、自分自身の
内面への気づきも得ることができた」「頭に浮かんでは消えていくこと
を、『書く』ということを通して形にする作業の大切さを味わった」「書
くことで、整理・表現されることを実感した」

【シェア】「自分の経験を踏まえて書く作文が、本当にみなバラバラの内
容で、一つのテーマを見て感じることが違うこと、その面白さを学べ
た」「自分の話をしっかり聴いてもらえていると安心して、話を進めら
れると思った」「自分のことを初めて会った他者にさらけ出す恥ずかし
さはあったが、自分のことのように聴いてもらえて、発言をもらえて、
その言葉から考えもしていないことが自分から湧いて出てくる感覚を
味わえた」「聴かれている安心感はもちろんありますが、やはり語るこ
とは勇気がいるということを改めて感じたし、日々の臨床で語ってく

れる患者さんの言葉を、より丁寧に扱っていきたいなと思いました」

　ナラティブ・メディスン*NM*は、患者が病いのなかで耐えていること、病者へのケアのなかで医療者自身が体験していることを理解するための、実用的な知恵を医療専門家に提供する[2]。物語能力を磨くことで、医療者は患者のことをより気遣うことができるようになり、患者の体験により波長を合わせることができるようになり、より良く自分自身の実践を振り返ることができるようになり、患者がみずからの病について語る物語りをより正確に解釈できるようになる[3]。

　その魅力は「人と人とが出会い、語り、聴き、分かち合う」という行為に意識的になるところにある。その場に集う医療者たちがそれぞれ「職業人」のマスクを少しのあいだ外し、自分たちの内に積み重なったジレンマや喪失悲嘆、不全感などを語り合える安全な場が作れること、芸術や表現に触れて各々の内にある「好奇心」や「表現力」が刺激されること、自己洞察が深められること、「ちょっと勇気を出して胸の内を語る・分かち合う」ことが相互のつながりを育むという経験ができることなど、NMは、スタッフケアやチームビルディングを大切にしつつ臨床家の心や感性をはぐくむ力を包含している。

　日々の医療の現場は物語りに満ちている。患者・家族の物語りに真摯に耳を傾けられているか、医療者側の物語りを押し付けていないか、ときどき立ち止まり振り返りたい。

　五感を澄ますことで触れられる豊かな世界は、医療者にとっても貴重な学びと気づきをもたらし、患者・家族と医療チームとのあいだに信頼関係を育む。その関係性に支えられ、患者は治療・闘病の道のりにある試練の山を一つ一つ越え、その姿と内なる力が医療者の心を動かす。癒しは常に双方向に働く。

1）栗原幸江「コミュニケーション研修としての『ナラティブ・メディスン』――2016年ワークショップ・セミナー報告」笹川記念保健協力財団ホスピス緩和ケアに関する助成研究成果物，p.17-24, 2017年.

2）Charon, R, *Narrative Medicine: Honoring the Stories of Illness.* 齋藤ほか訳『ナラティブ・メディスン――物語能力が医療を変える』）医学書院, 2011年, viii.

3）同書, p.155.

自著参考資料

「ナラティブ・メディスンとヴィジュアル」『N：ナラティヴとケア』第9号（特集：ビジュアル・ナラティヴ――視覚イメージで語る）〔遠見書房, 2018〕37-44. 、「Ⅴ章 緩和医療におけるコミュニケーション 1. コミュニケーションの基本」門田和気・有賀悦子編『緩和医療の基本的知識と作法』共著〔メジカルビュー社, 2012年〕など。

ファシリテーションと
マインドフルネス

人と人との関係を豊かに紡ぐために

中野民夫

§　ファシリテーションは、「人々が集い、何かを学んだり、
　対話したり、創造しようとするとき、その過程を参加者主体
　で、円滑かつ効果的に促していく技法」である。

§　マインドフルネスは、ファシリテーションに役立つ。①さ
　まざまな仕事や日常を引きずって集まった人々が、その場
　に集中するため、②創造的な対話に不可欠な「想定の保
　留」のため、そして、③ファシリテーターの在り方の深化の
　ため。

§　ファシリテーションは「人と人」を横につなぐ横軸、マイン
　ドフルネスは「人と自分自身」をつなぐ縦軸として、機能す
　る。

ファシリテーションとは

　ファシリテーションとは、「人々が集い、何かを学んだり、対話したり、創造しようとするとき、その過程を参加者主体で、円滑かつ効果的に促していく技法」である。

　もともとの英語の動詞 "facilitate" は、「促進する」「〈事を〉容易にする」という意味だ。先生の話を一方的に聴く従来の受身的な学びのスタイルではなく、みずから参加・体験し、相互作用を通じて学び合う「ワークショップ」と呼ばれる新しい学びや創造の場が広がるなかで、そのような参加型で双方向の場を円滑に回していく技として発展してきた。

　この役割を担う人を「ファシリテーター」という。単なる司会進行役ではなく、その場全体をホールド（保持）し、そこにいる全員が存分に話し合いに参加できるよう配慮し、全体としての学びを深めたり創造性を高めたりする「支援型のリーダー」である。

　ファシリテーションは、ワークショップだけでなく、会議、チームビルディング、プロジェクト運営、組織開発や組織変革など、多様な人々が協働をめざす場で活用できる。ビジネス、まちづくり、教育、医療など、分野を超えて応用されている。

　筆者は1990年前後に、カリフォルニア統合学大学院（*California Institute of Integral Studies: CIIS*）の組織開発・変革（*Organizational Development & Transformation: ODT*）学科修士課程で、さまざまなチームビルディングや組織開発の手法を学んだ。またヴェトナム出身の仏教者ティク・ナット・ハ

ンのカリフォルニアでのマインドフル・リトリートにも参加し、マインドフルネスも学び始めた。これらの学びを、修士論文で、「つながり」「今ここ」「心から」を大切にする場づくりへと結晶化し、以後、市民活動、環境教育や社会教育、まちづくり、ビジョンづくり、自己成長、学校教育など、様々な場で、参加や体験を通して参加者同士が学び合う場を創り、ファシリテートしてきた。

　このファシリテーションの世界と"マインドフルネス"は、どう関わるのだろうか?

　以下、①さまざまな仕事や日常を引きずって集った人々が、その場に集中するため、②創造的な対話に不可欠な「想定の保留」のため、そして、③ファシリテーターの在り方（*Being*）の深化のため、の3つの観点から述べる。

その場に集中するための調身・調息・調心

　講座やワークショップなどに多様な人々が集うとき、それぞれの仕事や日常の忙しさ、あせり、疲れ、イライラ、などさまざまなものを引きずってくる。それぞれの現実を精一杯生きていれば、それは仕方のないことである。しかし、新たな学びや創造のためには、一度それら一切のことは脇に置き、その場に集中したい。

　そのためにも、筆者は、オリエンテーションで目的、流れ、役割、心得などを説明した後、準備運動として「調身・調息・調心」のワークを入れることが多い。

　まずはシンプルに背伸びから。気功法やヨーガなどの基本を応用し、両足の裏を意識して大地に根ざして立ち、両手をゆっくり前から上に上げて、背伸びする。天と地のあいだの柱になるような大きなイメージで伸び、十分味わったら脱力しながらゆっくり手を下ろす。身体を調える「調身」は、ごくシンプルにやる場合

は、この背伸びだけでも一息つける。

　そして次に「調息」に入る。片手を胸、片手をおなかに当て、今ここで自然に起こっている自分の呼吸を意識する。出たり入ったりする呼吸とともに、自分の身体がどう動いているか、両手を通じて感じてみる。マインドフルネスの第一歩は、まずは自分が「呼吸している」ことに気づくことから。そして次に、「息が出ている時、息の吐き始めから吐き終わりまで、そして、息が入る時、息の吸い始めから終わりまで」意識して丁寧についていくことを促す。こうしてありのままの呼吸をただ味わう時間をとる。

　身体が調い、呼吸が自ずと調ってくると、慌ただしい「心」も少し扱いやすくなる。そこでこんな声がけをしながら「調心」に誘う。

　「今ここのありのままの呼吸を聴いてみよう、と思っていても、つい何かを考え始めたり、思い出したりするかもしれません。それも人の自然です。人は一日に87,000ものことを考える、という話があります。それくらい、いろいろなことを考えるのですね。それら自分のなかで起こっていること、身体、感覚、感情、そして思考で、感じたり考えたりすることに、そのまま気づいてみます。一切のジャッジメント、判断や評価はしないで、ただ起こっているありのままを認める。あっ、自分は今こういうことを考えているな、思い出しているな、とそのまま認めていく。そして少し落ち着いたら今は呼吸を聴く時間だからまたね、と手放して呼吸に戻りましょう」と。

　こうしてしばらく調身・調息・調心を味わうと、自然に静かで穏やかな気分になり、この場にしっかり着地して、この場で起こることに集中できるようになってくる。

　筆者は、大学の授業でも、教員や看護師のファシリテーション講座でも、「準備運動」として、このような時間をとり、それぞれの忙しい日常から立ち止まり、身心を調えて落ち着き、その場に集中できるように誘っている。

創造的な対話のためのマインドフルネス

　筆者は現在、東京工業大学のリベラルアーツ研究教育院に所属し、全学の「教養教育」に主に「コミュニケーション論」の担当として関わっている。その授業では、学生たちに「会話」と「対話」と「議論」は違う、と説明している。

　「会話 *conversation*」は、特定の目的や結論のない、おしゃべり。生活上必要な情報を得たり、社交して人と良好な関係を作るのに欠かせないもの。「対話 *dialogue*」は、特定のテーマについて、きちんと向かい合って話し合うこと。二人には限らない。勝ち負けはなく、新たな「創造」につながる話し合い。「議論 *discussion*」は、もともと、どちらの意見が正しいかを競うもの。勝ち負けがある（典型例はディベート）。

　物理学者のデヴィッド・ボームは、これだけ科学技術が発展しても、人間同士が必ずしもうまくやれないのは、コミュニケーションに問題があるからだと、晩年はコミュニケーションの問題に取り組んだ。彼の『ダイアローグ ── 対立から共生へ、議論から対話へ』という名著から、「対話」（ダイアローグ）について学ぶことは多い。

　「ディスカッション」という言葉について、ボームは、語源には「物事を壊す」という意味があり、「分析」という考え方を重視し、勝つことか自分のために点を得ることを目的としている、などと説明する。これに対して、「ダイアローグ」は、語源から「人々の間を通って流れている意味の流れ」ということであり、新たな理解が現れ一緒に何かを創造していくもので、人々や社会をつなぎ合わせる役目も持つという[1]。

　そして、この何かを一緒に生み出す創造的な対話のためには、「想定の保留」が必要だと説く。誰もが自分の想定や意見を持ち込

むものだが、「想定を持ち出さず、また抑えもせず、保留状態にすることが求められる」と述べる。また「敵意であれ、他のどんな感情であれ、自分の反応に気づくことが必要だ」ともいう[2]。

　つまり、想定の保留とは、私たちは人生のなかで培ってきた価値観に従って、即座に「それってこういうことでしょ」と決めつけたり、「無理だよ」「違うよ」と裁いたり判断したりするが、それを一旦止めて保留しようすること。たとえば、会合のなかで、さまざまな意見に腹を立てたり、共感したりするが、そのありのままの思いをそのまま保留状態にして観察してみようというのだ。この「想定の保留」は、まさに「マインドフルネス」の姿勢そのものではないか。

　人はそれぞれの「世界」を持って生きる。育ちや環境や教育、そして個性や時期によって、さまざまな世界観を持ち、物事に対しての意見や想定を持つ。同じ言葉を使っても、正確にはそれぞれの辞書が微妙に違っているので、全く同じということはまずない。このことに無自覚に、それぞれの意見や想定をぶつけ合っていては、本当に理解し合うことも、一緒に何か新たな提案や解決策を生み出していくのも難しい。しかし、この自分自身の思考や心の癖、マインドセットは、自分そのものでもあり、なかなか自分では相対化できない。

　だからこそ、"マインドフルネス"を学び、ありのままの自分の感情や思考を客観的に観察し、反射的な怒りや怖れから自由になる練習が必要なのだ。

　こうして、新たなものを一緒に発見し創っていく「創造的な対話」には、それぞれの意見や想定を保留することが大切であり、そのために自分の意見や想定を自覚するためにマインドフルネスが必要、という文脈で、「対話」と"マインドフルネス"を関係づけて実習している。

ファシリテーターの在り方の
トレーニングとして

　人々の参加を促し、創造的な対話を活性化させるファシリテーターは、どんな発言が飛び出し、何が起こるかわからない現場の状況に、臨機応変な対応をすることが求められる。その場で人々を通して生まれかけていることを、自分の想定や予定したプログラムにこだわりすぎて損なうことなく、大切に育むことが求められる。

　一通りの基礎スキルを身につけたファシリテーターが直面するのは、「スキルだけでは足りない」という感覚だ。何を言うか、どんな技を繰り出すかの「行為（Doing）」だけでなく、ファシリテーターの「在り方／存在感（Being）」とでもいうものが、実はかなり大きな影響を場に与えているようだ、という気づき。しかし、それって、いったいどうしたら身につけられるのか？　何を学んだらいいのか？　このような問いに真正面から答えられるのが“マインドフルネス”である。

　心理学を超えてアートとも言える「プロセスワーク」という領域を開拓しているアーノルド＆エイミー・ミンデルという夫妻がいる。そのエイミーの『メタスキル ── 心理療法の鍵を握るセラピストの姿勢』という著書は、「心理療法家」としての探究から書かれたものだが、それを「ファシリテーター」と読み替えても学ぶことが多い。

　「メタスキル」とは「スキルを超えたスキル」という意味で、単なるスキルではない奥深い世界が広がる。

　ファシリテーターへのヒントを二つだけつかみ出すとすると、ひとつは、「セラピストの人や場に対する基本的な姿勢や態度が、実は参加者に大きな影響を与えている」という点だ。つまり、ど

んな手法を使い、何を言って何をやるかはもちろん大事だが、人としての立ち姿や表情、話し方、人への受け応え方など、基本的な姿勢や態度こそが、実は影響大だということ。確かに、私たちが学生や受講生だとすると、先生の容姿や表情、話し方や人の話を聴く姿勢など、基本的な態度をこそ瞬時にチェックし、信頼できるかどうか値踏みしたりしているのではないか。

もうひとつのヒントは、「ファシリテーターは自分のなかで起こっている感じや感情に敏感になろう」ということ。ファシリテーターは、参加者や学生など、人のことばかり見て、自分自身の内側で起こっていることはあまり大切にできていないが、自分が感じていることは、実はその場全体からのなんらかのフィードバックなのだ。大切にして耳を傾けないのはもったいない。

これら、人としての存在感や基本的な姿勢や態度を養い、自分自身のなかで起きていることに気づくには、やはりマインドフルネスの練習を重ね、今ここの自覚を高め一瞬一瞬に丁寧に在ることを深めていくしかない。知識で説得したり、スキルでコントロールしたりするのではなく、その場で起こっていることのありのままを瞬時に受け止め、自然に臨機応変に対応していくためには、日々の修行の積み重ねが必要だ。

しかし、このような存在感や姿勢というつかみにくいものも、"マインドフルネス"で深めていくことができるのだとわかり、方向が定まるのはありがたい。こうして、ファシリテーターなど対人支援者のアドバンスド・トレーニングとしても、マインドフルネスがとても有効なのである。

以上、ファシリテーションとマインドフルネスの接点を三つ述べてきた。筆者は、「教える」より「学び合う」場を創ろう！と、大学をはじめさまざまな場でファシリテーターとして奮闘しているが、① その場に集中し自分の中に深く入る準備運動として、② 創造的な対話のための意見や想定の保留のため、そして③ ファシ

リテーター自身がスキルを超えて在り方を深めていくため、マインドフルネスが欠かせない、と痛感している。ファシリテーションは、「人と人」を横につなぐ横軸、マインドフルネスは、「人と自分自身」をつなぐ縦軸として、共に大切にしながら取り組んでいる。

文　献

1）ボーム，D.『ダイアローグ —— 対立から共生へ、議論から対話へ』金井真弓訳〔英治出版，2007 年〕p.45.
2）同書，pp.68-70.
3）ミンデル，Amy『メタスキル —— 心理療法の鍵を握るセラピストの姿勢』諸富祥彦監訳／佐藤和子訳〔コスモス・ライブラリー，2001 年〕

自著参考資料

『ワークショップ —— 新しい学びと創造の場』『ファシリテーション革命 —— 参加型の場づくりの技法』『学び合う場のつくり方 —— 本当の学びへのファシリテーション』〔いずれも岩波書店，2001/2003/2017 年〕、『みんなの楽しい修行 —— より納得できる人生と社会のために』〔春秋社，2014 年〕、『スピリチュアリティと教育』共著〔ビイング・ネット・プレス，2015 年〕など。

Part 2
科学技術との
出会い

マインドフルネス状態の推定

コンピューティングよる試み

廣安知之／日和　悟

§ 何らかの方法で生体情報を取得し、それらの情報をコンピュータ処理することで瞑想時の状態を推定するアプローチを「マインドフルネス・コンピューティング」と呼ぶこととする。マインドフルネス・コンピューティングにより、マインドフルネスの状態を瞑想者にフィードバックすることができれば、初心者の技法取得の加速化や、熟練者の状態理解につながることが期待される。

§ マインドフルネスに対する脳機能の状態には、多くの次元があり、把握が困難である。そのため、脳の状態を二つの軸でマッピングする方法を検討している。

§ 脳科学に対しての注意も必要である。マインドフルネスが多様な状態であること、脳の状態だけでマインドフルネスが説明できるのかどうか、脳機能イメージング装置による計測の実験デザイン、検定を始めとしたデータの解析など、課題は多い。そのため「マインドフルネス・コンピューティング」の利用や研究にあたっては、慎重に進めていくことが大切である。

人は誰しも幸せな人生を過ごしたいと願うであろう。国連は「世界幸福デー」を定め、国民の自由度や、一人あたりの国内総生産（GDP）を数値化してランキングし発表している。これまでに「健康」や「幸せ」と言えば身体的な面や経済的な面との関連が重要であったが、それだけではなく、精神的・社会的にも良好な状態であることが"幸せ感"の醸造には欠かせない。

ウェルビーイングと
マインドフルネス・コンピューティング

"ウェルビーイング"は、1946年の世界保健機関（WHO）憲章草案において、「健康」を定義する記述のなかで用いられた用語であり、身体的・精神的・社会的に良好な状態にあることを意味する概念である。

ウェルビーイングな状態になる方法についてはさまざまに議論されているが、そのひとつにマインドフルネス瞑想があげられる。初心者がマインドフルネス瞑想をおこなう際に高いハードルとなるのは、自分がマインドフルネスの状態なのかどうかについての把握が困難である点がある。そのため、初心者が瞑想をおこなう際には、何らかの手助けが必要である。これに対して多くのアプリケーションやサービスが提供され始めている。

何らかの方法で生体情報を取得し、それらの情報をコンピュータ処理することで瞑想時の状態を推定する。瞑想の熟練者におい

chapter1
chapter2
chapter3
chapter4
chapter5
マインドフルネス状態の推定

ても、各人の瞑想状態がどのようなものであるかを科学的な面、特にICTを基板としたコンピューティングによる理解から理解しようとする試みも活発になってきている[1]。

本章ではこのアプローチを〈マインドフルネス・コンピューティング〉と呼ぶこととする。マインドフルネス・コンピューティングによりマインドフルネスの状態を瞑想者にフィードバックすることができれば、初心者においては、短期間で目標とするマインドフルネスな状態に近づくことが可能であろうし、熟練者においても、それぞれの状態を把握することで理解が深まることが期待される。

本章では、生体情報を取得する方法のなかでももっとも重要であると考えられる「脳機能イメージング装置」を対象に〈マインドフルネス・コンピューティング〉について考える。

脳機能イメージング

脳機能イメージングとは、生きている脳内の各部の生理学的な活性（機能）をさまざまな方法で測定し、それを画像化すること、あるいはそれに用いられる技術のことである〔Wikipedia〕。近年、Electroencephalogram: *EEG*（脳波計）や、functional magnetic resonance imaging: *fMRI*、functional near-infrared spectroscopy: *fNIRS* といった装置が広く利用されるようになってきた。

fMRIやfNIRSは、神経細胞の活動そのものを観察しているわけではなく、神経活動に関連する物理量をなんらかの方法で計測し、それらのデータをコンピュータによる処理をおこなうことにより、脳の活動を可視化している。実際の神経活動が計測され表示されているのかについては議論の余地がある。統計的な処理やコンピュータ処理の方法の違いが最終的な結果に大きな影響を与えるからである。

fMRIでは、BOLD効果によるMRIの信号強度の変化を観察し、神経活動に伴う付近の血中酸素濃度の変化を可視化する。次図は、各種の脳状態のfMRI計測において観察されたMRIの信号強度の変化に対して、神経活動に伴う血中酸素濃度の変化であると考えられる部分に彩色したものである。これらのイメージは、得られたデータに対して前処理をおこない、統計的な処理をおこなった結果である。これらの処理はコンピュータによっておこなわれる。[2]

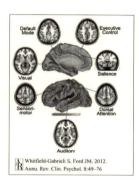

マインドフルネスな状態の
コンピュータ処理による推定

　大谷は、マインドフルネスは態度であり方法であると述べている[3]。

　幼児期の脳神経は未熟であり、脳内の局所的なあるいは大局的なつながりに劇的な変化が生じる。その後、成人期の20代に脳内の神経は完成を迎える。その後、徐々に脳神経は衰退し、神経のつながりが失われると考えられていた。しかしながら、脳機能イメージング装置の利用の促進や近年の研究の成果により、成人後

も神経回路の変化がもたらせられることが明らかになってきた。これは「神経の可塑性」と呼ばれ、伝達効率の変化や神経結合の変化がもたらせられる。

　マインドフルネス瞑想をおこなうなどして、マインドフルネスな態度をとり、または方法を繰り返すことで、神経の可塑性により、脳神経に変化が見られることが期待される。これは、脳神経が「マインドフルネス」な状態となるためだと考えられる。非侵襲な脳機能イメージング装置から得られるデータを利用して、コンピュータ処理をおこなうことでこの状態を把握することが流行の兆しをみせている。

　では、コンピュータ処理による状態の把握を、車の状態と運転を例に検討してみる。運転者がアクセルを踏むと車は加速し、ブレーキを踏むと車は減速し停車する。これらの状態は、ある踏み込みをもったアクセルと関連している。マインドフルネスにおいては、focus, wandering, aware, shift の状態が存在する。それに対応する脳の状態が存在し、強く関連している[4]。ここでの脳の状態は、脳の各部位の賦活の量と部位間の活動の相関である。脳は複数の部位から構成されており、タスクに応じた特定の部位が活動することが知られている。これは脳の機能局在と言われている。

　複数の部位は連携して活動しており、賦活の変化を比較することで活動の相関を得ることができる。賦活の量と相関は、情報分野でのネットワークを利用して描画が可能である。車が出発地点からゴールを目指す過程において、それらが同一であっても、運転の状態異なることが考えられる。燃費の良い運転もあれば最短な時間でゴールに到達する運転もある。マインドフルネス瞑想においても、熟練した瞑想状態もあれば初心者の瞑想状態もある。瞑想方法によって得られる状態は異なる。

　車の状態は、アクセルとブレーキの踏み込み量で決定することができるが、さらに状態の理解を深めるためには把握のたやすい手法が求められる。例えば、状態を示すスピードメータである。

アクセルとブレーキの踏み込み量が決定されれば、スピードに反映され、スピードメータでそれを観察することで、車の状態を明確に把握することができる。マインドフルネスに対する脳機能の状態は、次元数が多く、把握が困難である。そのため、状態の理解を助けるために、筆者らは脳の状態を二軸にマッピングする方法を検討している。[5]これは車の状態の把握におけるスピードメータにあたるものである。

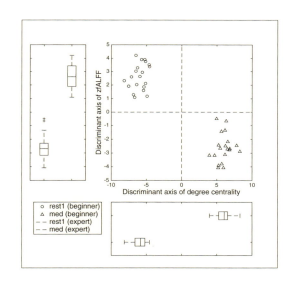

その脳科学にご用心

　本章で説明してきたとおり、fMRIを始めとする非侵襲な脳機能イメージング装置を利用することにより、脳機能の情報を取得することが可能となり、これらの情報をコンピュータ処理することで、脳の状態推定をおこなうことが可能となる。しかしながら、マインドフルネスな状態をこれらの方法で結論づけることは慎重

であるべきである。

　第一に、マインドフルネスな状態は一義的なものではなく、多様な状態であると考えられる。マインドフルネス瞑想の方法によっても違うであろうし、各人が目指すゴールによっても違うであろう。ゴールが同一であっても、車の例で言えば、燃費の良い運転もあれば到達地点まで最短時間で到達できる運転もあるのと同意である。

　第二に、脳の状態だけでマインドフルネスな状態が説明できるのか、についてもさらなる議論が必要であろう。サリー・サテルの著書[6]では、「脳の画像を見れば心がわかる」といった大げさな結論が危険である、と警鐘を鳴らしている。これはマインドフルネスとは異なる領域での議論であるが、マインドフルネス・コンピューティングにおいても同様な検討が必要である。

　脳機能イメージング装置による計測の実験デザインは、多くの注意点を有する。Brewerらの瞑想研究におけるfMRI計測例では、Control群と瞑想者群を準備し、安静状態と瞑想状態を計測することで瞑想者の安静時と瞑想時の差を示すことができている[7]。

　検定をはじめとしたデータの解析にも注意を払う必要がある。「スーパーで購入した死んだ鮭をfMRIで測定し、統計処理すると脳活動が現れた」というばかげた例を提示することで、統計解析を慎重におこなうべしと指摘する研究がある[8]。死んだ鮭には脳活動は存在しないであろうし、そもそも生きていてもfMRIで測定することができない。

　慎重にマインドフルネス・コンピューティングの利用や研究を進めていくことで、マインドフルネスの理解が深まると期待される。初心者への手助けになるであろうし、各熟練者のそれぞれの状態把握に大きな役割を果たすであろう。マインドフルネス・コンピューティングとどのようにつきあって行くかについては、その段階に到達してからのさらなる課題である。

文　献

1) Hiroyasu, T. & Hiwa, S.: Brain Functional State Analysis of Mindfulness Using Graph Theory and Functional Connectivity, The AAAI 2017 Spring Symposium on Wellbeing AI: From Machine Learning to Subjectivity Oriented Computing Technical Report SS-17-08, 2017.

2) Whitfield-Gabrieli, S., et. al., "Default mode network activity and connectivity in psychopathology." Annual review of clinical psychology 8 (2012): 49-76.

3) 大谷彰『マインドフルネス入門講義』2014.

4) Hasenkamp W., et al.: "Mind wandering and attention during focused meditation: a fine-grained temporal analysis of fluctuating cognitive states." Neuroimage 59.1 (2012): 750-760.

5) 日和悟ほか「自発性脳活動の強度と機能的結合度に基づく瞑想時脳状態の低次元表現」The 31st Annual Conference of the Japanese Society for Artificial Intelligence, 2017、3 E 2 -OS-11b- 5 、2017.

6) サテル, S. ほか『その〈脳科学〉にご用心 —— 脳画像で心はわかるのか』2015 年.

7) Brewer, J.A., et al. "Meditation experience is associated with differences in default mode network activity and connectivity." Proceedings of the National Academy of Sciences 108.50 (2011): 20254-20259.

8) Bennett, C.M., et. al., "Neural correlates of interspecies perspective taking in the post-mortem Atlantic Salmon: An argument for multiple comparisons correction." Neuroimage 47.Suppl 1 (2009): S125.

自著参考資料

廣安：『メタヒューリスティクスと応用』共著『進化技術ハンドブックⅡ応用編 並列分散システム』〔電気学会, 2007/2011 年〕、『計算科学講座 9 第 3 部 計算科学の横断概念 超多自由度系の最適化』〔共立出版, 2013 年〕など。

日和：Automated extraction of human functional brain network properties associated with working memory load through a machine learning-based feature selection algorithm, *Computational Intelligence and Neuroscience*, 2018.

Novel Search Scheme for Multi-Objective Evolutionary Algorithms to Obtain Well-Approximated and Widely Spread Pareto Solutions, *Swarm and Evolutionary Computation*, 2015. など。

瞑想の神経科学
と
体験的理解の重要性

❦

藤野正寛

§　21世紀に入り、「成人になっても脳は変化する性質を持続する」という神経可塑性のパラダイムシフトが起こった。そのなかで、瞑想実践者でもある研究者たちによって、瞑想の神経科学研究が積み重ねられ、世間一般の"瞑想"に対する宗教儀礼などの先入観が取り除かれつつある。

§　しかし一方で、研究結果が部分的に切り取られて拡散される状況も出てきている。「脳科学的なもの」に対して懐疑的な目を向けることはなかなか難しく、世間一般の"瞑想"に対する即効性のある万能薬といった先入観が増えつつある。

§　等身大の瞑想を示すために、蓄積された瞑想研究の信頼性・妥当性の検証や整理・統合が進んでいる。それによって、瞑想は、自分の身体と心の枠組のなかで生じる身体感覚や感情や思考をあるがままに観察するための技法であることが示されている。

§　質の高い瞑想研究によって、瞑想の効果やメカニズムを知的に理解することも大事である。しかし、知的な理解を高めるだけでは、ウェルビーイングは高まらない。実際に、瞑想を実践して、体験的な理解を高めることで、始めてウェルビーイングも高まるのである。

chapter1
chapter2
chapter3
chapter4
chapter5
chapter6

マインドフルネス瞑想の神経科学研究の歴史

マインドフルネス瞑想の神経科学研究の歴史は、世間一般の瞑想に対する先入観を変えていく歴史でもあった。この瞑想の源流にある仏教には、宗教・哲学・文化・科学などの側面がある。仏教において、自分の身体と心の枠組のなかで生じる自然現象をあるがままに観察するための技法である瞑想は、科学の側面に属している。しかし、瞑想に対する先入観には、この考えよりも神のイメージや宗教儀礼が含まれていることが多かった。

そのような先入観を変えてきたのが、瞑想実践者でもある研究者たちである。彼らは、瞑想が自然現象を客観的に観察するための技法であることや、その実践によってウェルビーイングも高まることを体験的に理解したうえで、50年以上かけて、瞑想の科学的知見を積み重ねてきた。[1]

それでも、21世紀に入るまでは、瞑想の神経科学研究に対する風当たりは強かった。その理由のひとつは、「成人の脳は変化する性質を失い固定化する」という定説があったためである。筋トレの場合には、実践によって物理的・機能的に筋肉が変化するため、科学的な検証が容易である。これに対して、瞑想の場合には、実践によって物理的・機能的に変化するものが曖昧で、科学的な検証が困難であった。

しかし、1990 年代に、ヒトの脳の構造や機能を可視化できる MRI[*1] や PET[*2] などの技術や装置が開発され、神経科学研究が大きく進歩した。そして 21 世紀に入る頃に、「成人になっても脳は変化する性質を持続する」という神経可塑性のパラダイムシフトが起こった[2)]。その結果、瞑想の実践によって物理的・機能的に脳が変化するという考えが受け入れられ、科学的な検証が容易となったのである。そうした中で、世間一般の瞑想に対する神や宗教儀礼といった先入観も徐々に取り除かれてきたのである。

しかし近年、新たな先入観が生まれ始めている。それは、瞑想が万能薬で、短時間の実践で大きな効果が得られるといった考えなどである。確かに、瞑想の神経科学研究によって、瞑想の効果やメカニズムが解明されつつある。しかし、まだ未成熟な研究分野であるため、再現性が確認されていない研究や、実験デザインが洗礼されていない研究も多い。それにもかかわらず、そのような研究の結果が、一部のメディアや WEB ニュースによって、部分的に切り取られて誇大広告的に報じられ、拡散されているのである。さらに、現代社会に生きる多くの人々は、「宗教的なもの」に対しては懐疑的な目を向けることができるが、「脳科学的なもの」に対してはなかなか懐疑的な目を向けることができず、なかには、それらの情報を鵜呑みにしてしまう人もでてきている。

このような状況において、瞑想の神経科学研究の信頼性や妥当性を検証する動きが出てきている。検証方法のひとつは、研究デザインの確認である。ここでは、そもそも瞑想研究における信頼性と妥当性が高いデザインとは何かということを、参加者・測定対象・実験手続きなどの幅広い観点から検討したうえで[3)]、これまでにおこなわれてきた研究から信頼性と妥当性の高い研究を洗い出して瞑想のメカニズムを整理することが進められている[4),5)]。

もうひとつ、この研究分野ならではの検証方法がある。それは、研究結果と仏教文献の記述とのあいだの整合性を確認する方法で

ある。ここでは、MRIやPETなどの脳の構造や機能を客観的に観察する技術や装置によって得られた三人称的な近代科学の知見の妥当性を、瞑想という身体や心を客観的に観察する技法によって得られた一人称的な仏教科学の知見を用いて検証するという、刺激的な挑戦がおこなわれている[5),6)]。

マインドフルネス瞑想が影響を与える認知機能

　近年、それらの検証が進むことによって、瞑想が影響を与える認知機能の整理が進んでいる。それによると、注意制御、身体感覚への気づき、感情制御、自己感に関わる認知機能が変化することがわかってきた[4),5)]。特に、神経科学の観点から確認することで、従来の仏教文献だけでは理解しにくかった概念も理解しやすくなってきている。

　マインドフルネス瞑想では、一般的に、自然な呼吸に注意をとどめる実践から始められる。大切な点は、この実践をしているあいだ、一つの意識状態が持続しているわけではないということである。瞑想実践者でも、呼吸に注意をとどめ、しばらくすると雑念にとらわれ、そのことに気づき、呼吸に注意を戻すという四つの状態を繰り返していることが脳活動から示されている[7)]。
　このプロセスを、腕立て伏せをするのと同じように繰り返すことで、身体感覚や感情の観察に関わる右前部島皮質や、注意制御やメタ認知に関わる背外側前頭前野の活動が高まり、雑念や内省に関わる内側前頭前野の制御が容易となり、集中力が育まれていく。

　集中力が育まれると、徐々に注意の範囲を広げて、その注意を身体の各部分に順番に向け、生じ続けている身体感覚やそれに伴う感情に気づくことを繰り返しながら、それらに対する観察力を

育んでいく[8],[9]。この実践では、身体感覚や感情に気づく力を育むことも重要であるが、気づいた身体感覚や感情を用いて、反応したり判断したりしないための平静さを育むことが特に重要となる。

　この平静さを維持するという感情制御の方法は、一般的に知られている「抑制」とは大きく異なっている。抑制は、内的に生じた感情を表出しないように意図的に抑え込む方法である。この方法では、感情を司る扁桃体の活動を抑制することはできるが、かえってストレスが持続してしまうことが知られている。

　しかし、平静さを維持するという感情制御では、自然に生じてきた扁桃体の活動は抑制せずに、反応や判断に関わっている内側前頭前野の活動を低下させることが示されている[10]。このような感情制御を学ぶことで、自然に生じてきた身体感覚や感情を抑制することなくあるがままに観察できるようになる。

　これらの集中力と観察力を育むと、それまで一つの塊であると感じていた自己という主体が、身体感覚や感情や思考などの一瞬一瞬生じては消えていく現象の集合体であることに気づき始め、一つ一つをあるがままに観察できるようになってくる。一般の人の脳内では、右前部島皮質と内側前頭前野が協働しているのに対して、瞑想実践者の脳内では、そのような関係が低下し、右前部島皮質と背外側前頭前野が協働していることが示されている[11]。

　ここからは、瞑想を実践することで、身体感覚や感情や思考を主観的に捉えて自己と同一化している状態（痛いと感じている状態）から、それらを客観的に捉えて自己とは異なる現象として観察している状態（痛みがあるなと気づいている状態）へと変化している可能性がうかがえる。

　これらのことを概観すると、瞑想は、まさに、自分の身体と心の枠組のなかで生じる身体感覚や感情や思考をあるがままに観察するための技法であることがわかる。

マインドフルネス瞑想による
体験的理解の重要性

　マインドフルネス瞑想の神経科学研究が本格的に始まってから
およそ10年が経ち、信頼性と妥当性の高い研究も実施されるよ
うになり、瞑想の効果やメカニズムも明らかとなってきた。それ
らの質の高い知見に目を通して、瞑想に関するさまざまな先入観
を取り除き、知的な理解を深めることはとても重要である。しか
し、それらの知見を体験的に理解することはさらに重要である。
それは、どんなに分かりやすいマラソン健康法の解説書があった
としても、それを読んだだけではウェルビーイングが高まらない
ことと同様である。その解説書を参考にして、実際に継続的に走
ることで初めてウェルビーイングは高まる。

　仏教には、人から聞いて得られた理解、自分の頭で考えて得ら
れた理解、自分で実践することを通じて得られた理解、という三
つの理解がある[12]。このなかでも、三つ目の理解が、決定的に重要
であると考えられている。
　かつて、今よりも宗教が信じられていた時代には、経典や法話
を用いて得られた一つ目や二つ目の理解が、継続的な実践をする
ための動機づけや、正しい実践をするための指針として有効に機
能していた。それでは、科学が信じられるようになった現代では
どうだろうか。21世紀に入ってからは、神経可塑性の研究だけで
なく、瞑想の神経科学研究も進み、瞑想の効果やメカニズムも明
らかとなってきた。これらの知見は、現代における一つ目や二つ
目の理解になると考えられる。なぜなら、これらの知見も、継続
的な実践をするための動機づけや、正しい実践をするための指針
となるからである。そして、科学が信じられるようになった現代
においても、三つ目の理解を身につけることの重要性は変わらな

い。

　瞑想の実践を継続的に実施して、自分の身体と心の枠組のなか
で生じる身体感覚や感情や思考をあるがままに観察するものの見
方を実際に身につけることで、初めてウェルビーイングも高まる
こととなる。

　註

*1　Magnetic Resonance Imaging（磁気共鳴画像）
*2　Positron Emission Tomography（陽電子放射断層撮影）

　文　献

1 ）藤野正寛（2016）「あるがままに観る人々の系譜 ── 一人称の科学と三人称の科学の
　　対話の可能性」養輪顕量監修『マインドフルネス 仏教瞑想と近代科学が生み出す、心の
　　科学の現在形』別冊サンガジャパン 3, サンガ.
2 ）コスタンディ, M.（2017）水谷淳訳『脳は変わる』日本評論社.
3 ）Davidson, R.J., & Kaszniak, A.W. (2015) Conceptual and methodological issues in
　　research on mindfulness and meditation. American Psychologist, 70(7), 581-592.
4 ）Goleman, D., & Davidson, R.J. (2017) *Altered Traits: Science Reveals How Meditation*
　　Changes Your Mind, Brain, and Body. Penguin Publishing Group.
5 ）Hölzel, B.K., Lazar, S.W., Gard, T., Schuman-Olivier, Z., Vago, D.R., & Ott, U. (2011)
　　How Does Mindfulness Meditation Work? Proposing Mechanisms of Action From a
　　Conceptual and Neural Perspective. *Perspectives on Psychological Science*, 6(6), 537-559.
6 ）Desbordes, G., Gard, T., Hoge, E.H., Hölzel, B.K., Kerr, C., Lazar, S.W., Olendzki, A., &
　　Vago, D.R. (2015) Moving Beyond Mindfulness: Defining Equanimity as an Outcome
　　Measure in Meditation and Contemplative Research. *Mindfulness*, 6(2), 356-372.
7 ）Hasenkamp, W., Wilson-Mendenhall, C.D., Duncan, E., & Barsalou, L.W. (2012). Mind
　　wandering and attention during focused meditation: A fine-grained temporal analysis of
　　fluctuating cognitive states. *Neuroimage*, 59(1), 750-760.
8 ）Kerr, C.E., Jones, S.R., Wan, Q., Pritchett, D.L., Wasserman, R.H., Wexler, A., Villanueva,
　　J.J., Shaw, J.R., Lazar, S.W. Kaptchuk, T.J., Littenberg, R., Hämäläinen, M.S. & Moore,
　　C.I. (2011). Effects of mindfulness meditation training on anticipatory alpha modulation
　　in primary somatosensory cortex. *Brain Research Bulletin*, 85(3-4), 96-103.
9 ）Bornemann, B., & Singer, T. (2017). Taking time to feel our body: Steady increases in
　　heartbeat perception accuracy and decreases in alexithymia over 9 months of
　　contemplative mental training. *Psychophysiology*, 53(3), 469-482.

part1

part2

科学技術との出会い

10) Taylor, V.A., Grant, J., Daneault, V., Scavone, G., Breton, E., Roffe-Vidal, S., Courtemanche, J., Lavarenne, A.S., & Beauregard, M. (2011). Impact of mindfulness on the neural responses to emotional pictures in experienced and beginner meditators. *Neuroimage*, 57(4), 1524-1533.

11) Farb, N.A.S., Seagal, Z. V., Mayberg, H., Bean, J., McKeon, D., Fatima, Z., & Anderson, A.K. (2007). Attending to the present: Mindfulness meditation reveals distinct neural modes of self-reference. *Social Cognitive and Affective Neuroscience*, 2(4), 313-322.

12) Hart, W. (1987). *The art of living: Vipassana meditation: As taught by S.N. Goenka.* Harper One.

自著参考資料

「あるがままに観る人々の系譜 —— 一人称の科学と三人称の科学の対話の可能性」養輪顕量監修『別冊サンガジャパン：マインドフルネス —— 仏教瞑想と近代科学が生み出す、心の科学の現在形』共著〔サンガ, 2016年〕など。

chapter1
chapter2
chapter3
chapter4
chapter5
chapter6

瞑想の神経科学と体験的理解の重要性

パフォーマンス
可視化の試み

働き方改革の具体例

井上一鷹

§　「集中」はイノベーションとも関連し、特殊な眼鏡をかけることによって、生体データを得て、フィードバックを与えることができる。

§　できる限り、リアルタイムに自分の状態をフィードバックされると、人はおのずと変わってしまう、という研究がある。すなわち、人は、自分の状態のデータをフィードバックされることでポジティブな方向に変わることが可能。

§　働き方改革という言葉に代表される「人のパフォーマンスの上げ方」に対して、生理データを活用したサービス開発を実施している。データをフィードバックすることで、人のパフォーマンスを可能な限り引き上げる方法の事業開発である。

　私は、JINSというメガネ屋でJINS MEMEというデバイスの商品開発〜事業開発を数年かけて実施してきた。そのなかで現在は、働き方改革という言葉に代表される「人のパフォーマンスの上げ方」に対して、生理データを活用したサービス開発を実施している。AIが席巻していく世界のなかでも、人らしいパフォーマンスを発揮し続けられるように、データでサポートすることを目標にしたサービスである。

　ここでは、データをフィードバックすることで、人のパフォーマンスを可能な限り引き上げる方法の、事業開発をしている私からの切り口として、現在の社会（特に日本）で求められるパフォーマンスに対する向き合い方に関して記すことにする。

　まず、現在の働き方改革の課題について。

　私が子供の頃、30年ほど前から、日本人のホワイトワーカーの生産性が低い、という話はずっと言われ続けている。それを違う言葉で語っているのが、働き方改革である。しかし、その向き合い方は本質的に何も変わっていない、というのが現状だと思う。

　第二次産業のメーカーの生産活動における改善活動は、未だに日本はどの国からもベンチマークされ続けるものである。しかしながら、第三次産業におけるそれは低い状態のままである。

　これには二つの大きな問題があると考えている。

　まず一つ目は「根性論」と「空気を読め文化」である。

　日本人は、「ムリな状態でもムダに頑張る」。これは、子どもの

213

頃からスポ根マンガで育っていることから来るのではないか、と思うが、頑張ったことを称賛し過ぎる文化の問題で、効率を考えにくい国民性がある。

　また、空気を読むことによって、一人で仕事に集中することに向いていない文化がある。承認欲求が強い現代人にとって、人の気持ちを必要以上に慮ることは、集中という重要な生産活動の妨げになる。

　そして二つ目は、振り返りにくい環境である。

　先ほど話に上げたとおり、日本人は、生産設備の改善には非常に長けている。これは、「この工程の歩留まりを0.5％上げるためにはどうすれば良いか」などの具体的で定量的な工程の改善活動を何度も何度も回し、そのインプットとアウトプットの関係をしぶとく見て改善していくことが得意だということであろう。

　オフィスワーカーが主である、第三次産業の人口比率が上がっていく世界のなかで、その人のアウトプットが抽象的で定性的な評価しか下せないインフラのせいで、オフィスワーカーの生産活動に関しては、高い改善能力が活きない状態なのである。

　本章では、この二つ目の「具体的で定量的な改善活動」のあり方に注目してみたい。

　まず、自分のパフォーマンスを高めることに長けていると考えられるアスリートであれば、どういう活動をしているか、を考えてみよう。ある陸上選手に、集中力がなぜ高いのか、を聞いてみたことがある。その際に頂いたコメントが以下である。

　僕には、ストップウォッチがあったからです。何回かスプリントした際に、どういう心持ちでスタートラインに立ち、どう足を動かすと良いか悪いかを、ストップウォッチが教えてくれるからです。

　それに対して、オフィスワーカーの我々は、今日一日が良いパ

フォーマンスだったのか否か、を語る術がなかった。パフォーマンスを計ることが出来れば自分を改善しやすくなるのである。

　他の例でいえば、毎日体重計に載っている人で太っている人はいない、ということである。データをフィードバックされると、人は勝手に良いと思える方向に自分を修正していくのです。

　他の例で言うと、できる限り、リアルタイムに自分の状態をフィードバックされると、人はおのずと変わってしまう、という研究がある。ある研究で、エクレアが大好きな糖尿病患者に、脳波計を付けてエクレアを見せたところ、他の健常者は反応しない周波数帯域が反応したそうだ。その患者に、脳波計のデータをリアルタイムで見せながら、エクレアを何度も見直す訓練をしてもらったところ、何回かおこなっていくと、患者は反応してしまった周波数帯域が反応しなくなるエクレアの見方に気づき、それをラーニングするそうである。その後、脳波計をはずした後は、エクレアを見ても、以前ほど食べたいと思わなくなった、という話がある。

　このように人は、自分の状態のデータをフィードバックされることで、ポジティブな方向に変わることが可能なのである。

　そのうえで、私の所属するJINSでは、JINS MEMEという集中力を測定できるデバイスを開発し、ユーザーのパフォーマンスを上げるためのきっかけとしてのフィードバックするサービスを開発し続けている。

　ここで、もう一つ触れておく必要がある。それは、「なぜ、いま集中が重要なのか」についてである。

　「生産性」というあいまいで目的にしづらい言葉ではなく、企業活動の目的として、イノベーションの確率をどうやってあげられるか、という経営課題から考えてみよう（ここでのイノベーションとは、非連続な成長のことを指し、いわゆる革新的な商品・サービスのことだけを指さない、どの業種・業務においても起こし得る内容を指す）。

最近、多く取り上げられているイノベーションに関する研究を
もとに議論を進めたい。

　イノベーションには、「両利きの経営」が必要だ、という話が経
営学の世界では定説になっているそうである。イノベーションを
起こすためには、「知の探索」と「知の深化」が必要となり、その
二つの因子を高めていくことで、イノベーションを起こせる可能
性が上がる、という研究結果である。

　この際の「知の探索」とは、違う経験知を持つ人がコミュニケ
ーションをすることでイノベーションを起こす、という行為であ
る。これは非常に重要で、そのためのオフィス設計や勉強会など
は増え続けている。

　一方で、「知の深化」は、一人の人が一定の分野を深く考えると
いう集中活動が、これを深めていきます。

　しかし現在は、情報化社会の進行に伴い、スマホやPC、そして同
僚が集中を邪魔する。人は、深い集中に入るのに23分かかる、とい
う研究があるが、現代人は11分に一回は、人が話しかけてくるか、
見なければならないメールかチャットが来る、と言われている。

　情報化社会がもっとも進んでいる西海岸で、集中を鍛えるマイ
ンドフルネスが日常的におこなわれているのは、その証明であろ
う。それだけ、現代人は、集中し難い環境に身を置いているので
ある。その集中を通常の見た目のメガネで計測することをJINSは
実現した。そのJINS MEMEを使ってデータを見てみると、こん
なことが見えてくる。これは、JINS MEMEを掛けているユーザ
ーを無作為に500人分のデータを抜き出して、「曜日ごとにどのく
らいの割合で、深い集中に入れているか」を棒グラフにしたもの
である。

　これを見るだけでも、月曜と金曜が深い集中に入れている割合
が低いことが分かる。つまり、人は、休み明けと休み前には、集
中がし難くなる、ということである。

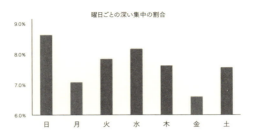

曜日ごとの深い集中の割合

2016年9月30日〜12月18日のJINS MEME OFFICEユーザー500人のデータを元に解析

　これを人事の方や働き方改革の推進役の方にお見せすると、ウィークディのなかでもっとも集中できているのが、水曜なのであれば、せっかくの水曜日にノー残業デイをやるのをやめたほうが良いのではないか？　という議論が始まります。しかしその一方で、ノー残業デイをやっているから、水曜日がいちばん集中できている割合が高いのではないか？　という意見も出てくる。

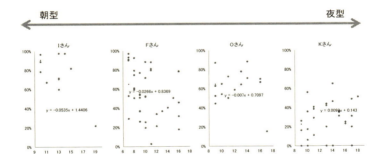

　こちらは、私が所属する株式会社ジンズのなかで、似たワークスタイルで仕事をされている4名の方に、JINS MEMEを掛けて、1週間過ごしていただき、どの時間帯（1時間ごと）に集中出来ている割合を算出し、傾向を見てみたものである。

chapter1
chapter2
chapter3
chapter4
chapter5
chapter6
chapter7
パフォーマンス可視化の試み

この4人のなかだけで見ても、Iさんは、朝に強く15時くらいには集中が下がり始める傾向があることが分かる一方、Kさんは、集中が午後にかけて上がってくることが分かる。

　実は、時計遺伝子と名の付く遺伝子が発見されていて、朝型か夜型か、は程度の差はあるものの、傾向を決める因子が生まれ持ってあるそうである。場所や場合に関しても、個人によって、パフォーマンスを上げやすい状況は異なることが分かってきている。時間軸だけでも、これだけ、集中というパフォーマンスを計れるとそれに応じたパフォーマンスの上げ方が見えてくる。

　これ以外にも、
- どこで働くべきか
- 椅子は何にするべきか、お昼は食べるべきか
- 会議と集中はどの順番でやるべきか

など、パフォーマンスを上げるための働き方改革がちゃんと、「具体的で定量的に」おこなうことができる。この方法に関しては、集中を作る25のメソッドをまとめた本[1]に出ているので、気になる方は読んでみて頂きたい。

　このように、振り返ることでしか、自分のパフォーマンスを上げるきっかけは摑めない。学生時代ももちろん、社会人になっても、復習できる人が伸びる人である。そのきっかけとして、JINS MEMEのような、違和感なく生活に持ち込めて、パフォーマンスを見える化できる装置が、人の可能性を広げていくと思う。

文　献
1）井上一鷹『集中力 —— パフォーマンスを300倍にする働き方』〔日本能率協会マネジメントセンター, 2017〕

象とはなんだったのか

そして象はどこへ行くのか

飯塚まり

象を探る旅

　マインドフルネスは"象"のようなものだ。

　それが大きくパワフルなものであることには、間違いがない。しかし、私たちはその姿をはっきりと見ることができないでいる。そこで、マインドフルネスに詳しい各分野の専門家に、それぞれのお立場から語っていただく。それをジグソーパズルのピースとする。それを寄せ集め、マインドフルネスをとらえていく。――これが、本書のアプローチである。

　この章では、文字どおり、ジグソーパズルを組み立て、マインドフルネスという名の象の全体像を作っていく。この象は、舶来ものである。よって、特に日本において"マインドフルネス"という象が、どう進化していくのか、考えていく。

出発地点の確認

　象を探る旅に出る前に、出発地点をはっきりさせるため、確認を三つしておきたい。第一は、マインドフルネスの定義について。第二は、アメリカで大衆化したマインドフルネスの特徴。そして第三は、日本におけるマインドフルネス・ブームの軌跡である。

　まず、マインドフルネスの定義であるが、多くの場合は"気づ

終章

221

き"を中心とした定義となっている。しかし、日本・海外の文献や論文で言われているのは、統一された定義はないということである。例えば日本マインドフルネス学会では、マインドフルネスを「今、この瞬間の体験に意図的に意識を向け、評価をせずに、とらわれのない状態で、ただ観ること（"観る"は、見る、聞く、嗅ぐ、味わう、触れる、さらにそれらによって生じる心の働きをも観る、という意味）」と定義づけている。この学会はいわゆる「臨床マインドフルネス」の立ち位置である。

　マインドフルネスの定義は、心の内のことでもあり、またその源流である仏教の瞑想が多様性に富むため、未だ確立はされていない。

　第二の確認は、アメリカで大衆化されたマインドフルネスの特徴である。マインドフルネスは、禅や仏教に由来するとはいうものの、現在、日本でマインドフルネスと言われているのは、新しい風として、アメリカから「逆輸入」されたものである。日本における禅や仏教と全く同じというわけではない。それでは、このアメリカで大衆化されたマインドフルネスの特徴は、何か？　私たち日本人が理解しておくべきポイントを整理してみよう。

① マインドフルネスは、大衆化にあたり、仏教全体の枠組ではなく、そこから瞑想などの心の技術が切り離されて、紹介されたものである。宗教色は、非常に薄められている。
② マインドフルネスが大衆化し紹介される過程で、上座部・大乗（禅やチベット仏教）など、いろいろな仏教の瞑想がバラバラにされ、そして自由に組み合わされパッケージ化されている。そのため、例えば、仏門の伝統であれば、長く修行を進めて許されなければ行ずることができなかったような瞑想法も、一般に公開されている。このパッケージ化で採用されるものは、伝統に縛られることなく、仏教由来でなくても、効果的であれば、なんでもよい。例えば催眠術やクエーカー教徒のミーティング手法など、仏教以外のいろいろなプラクティスや心理技法が自由に取り入れられ、パッケージ化されて提供されている。

③ マインドフルネスの紹介にあたっては、（宗教ではなく）科学的側面が強調されている。マインドフルネスの効果について、科学的な検証に力が入れられており、人々にとって、受け入れやすくなっている。

④ マインドフルネス推進に強い影響を及ぼしたのが、ベトナム出身のティクナットハン師や、チベットのダライラマ師である。そういう背景を受け、世界の平和や秩序、社会への関心が強い。マインドフルネスは、より深い自己の探求であるが、一個人で完結してしまうのではなく、組織や社会を変革するような運動に通じる思想がある。

⑤ マインドフルネスが社会のさまざまなところで使われ、応用が試みられている。宗教はもとより、教育（高等教育・学校）、心理療法・身心医療、ターミナルケア、ビジネス・組織・リーダーシップ、司法・社会変革、平和活動・紛争解決、コミュニティー開発など、多様な場での応用が試みられている。

⑥ 瞑想に関連するアプリケーションや技術、ディバイスが開発され、広く使われている。

⑦ マインドフルネスが商品化され、消費されている。自社製品のブランディングのために、なんでもかんでもマインドフルネスの銘をつけて売るという商業化が著しく、その動きは、「マク・マインドフルネス」（マクドナルドのマクにマインドフルネスをつけた言葉）とまでよばれて揶揄されている。

　第三の補足は、日本のマインドフルネス・ブームについてである。日本ではマインドフルネスは、主に認知行動療法の精神科医や心理臨床家を中心にして広まった。2010年に日本マインドフルライフ協会が、2013年には、先に挙げた日本マインドフルネス学会が設立されている。これは、「臨床マインドフルネス」の学会であるが、アメリカで瞑想指導の分野で活躍してきた日本の仏教関係者も関与している。日本におけるマインドフルネスの流行に関して、注目すべきは2016年である。この年は、日本における大衆化マインドフルネス元年と言えるのではないか。メディアではNHKが、NHKスペシャル〔2016年6月〕などを皮切りにマインドフルネス関連の放映を続けた。また経済界では、プレジデント誌〔2016年4月4日号〕や日経新聞の記事〔2016年8月9日〕を始まりとして、マイン

ドフルネス、禅、瞑想が注目を浴び、ビジネスマンを対象にした本も多数発売されている。一般を対象とした雑誌でも同じ動きがみられる。例えばTarzan〔2016年6月23日号〕やanan〔2016年7月20日号〕でもとりあげられるなどの現象である。

　アメリカでは、マインドフルネスに関する有名人や政治家が話をする会議が開催されており、ビジネスとして成り立つものも多い。なかでもWisdom 2.0という会議は有名だが、同じようなコンセプトの会議が2017年には鎌倉でも開催されている。企画の中心は、ビジネスマンや大学関係者、仏教関係者などであった。このイベントは、マインドフルネスによる禅や仏教への新しい風を吹き込む試みとも、また町興し的イベントとも、捉えることができる。2017年の日本は、ある意味、無邪気に「カッコイイ、マインドフルネス」を祭り上げダンスを踊っていたように思われる。

　さて、この日本で起こった「(舶来)マインドフルネス」の大衆化(ブーム)と、アメリカにおけるマインドフルネスの大衆化には、大きな違いがある。まずは、歴史の違いである。アメリカのマインドフルネスが、何十年にもわたる地道な蓄積があるのに比べ、日本の場合は、ここ数年の出来事である。そのため、マインドフルネスへの理解、指導者、研究体制などすべてにおいて、にわかづくりの感が否めない。

　読者は「いやいや、日本には仏教や禅があるではないか」と思われるかもしれない。しかし、現在の日本の仏教組織は、長い歴史を経て社会的インフラとして機能し、たとえ禅宗であったとしても、その役割は、主に葬儀や墓所を守るというものであり、その経済的基盤は檀家制度によっている。この機能を果たすためには、組織をどう永続させていくのか、すなわち子孫代々、どう寺を残していくのか、が課題となる。Webで確認してみれば、たとえ禅宗の寺院であっても、一般人のための参禅会を定期的におこなっているところは極めて少ないことがわかる。ほとんどの寺は、マインドフルネスのプラクティスを指導する場所ではないのだ。

加えて、オウム事件などの影響もあり、臨床心理の一部の世界を除き、日本では、マインドフルネス瞑想指導をおこなうような人材が、あまり育っていないのだ。当然、データの蓄積もなく、マインドフルネスの実証研究に着手する人たちも少ない。

そこに、にわかにやってきたブームである。それに便乗しようといろいろな動きが見られる。あるFacebookページには、「求む、マインドフルネス指導者、1ヵ月以上の瞑想経験のある人」との人材募集が掲載されていた。1ヵ月とはあまりにも短い。伝え聞くところでは、自分では瞑想をしていないのにマインドフルネス瞑想のトレーナーになる人もよくあるそうだ。日本においては、マインドフルネスの指導者になれる層が、非常に薄い。

象のパズルのピースを集める

さて、本書では七つの大きなくくりを作ってマインドフルネスにアプローチしている。その七つ目は本章である。そこで、今までの六つのくくりを簡単に振り返ってみよう。

1.　マインドフルネスには、どのようなパラダイムがあるのか？
（「宗教色を薄めているので社会に広がった」とされている点をどう考えればよいのか？）

序章〔大谷彰〕では、この本の基本になる多くことが語られている。ここでは特に3点をとりあげたい。それは、①二つのパラダイム、②八正道からの切り取り、③商品化と誇大広告である【図1】。

本書全体に関わる重要な指摘は、マインドフルネスには、大衆化した臨床マインドフルネス（「実利マインドフルネス」に含まれる）と、仏教的ライフスタイルに重きを置く「ピュア・マインドフルネス」の二つのパラダイムが存在するという指摘である。この臨床マインドフルネスは、世俗化したマインドフルネスとも実利マインドフルネスとも読み替えることができる（図では「実利マインド

225

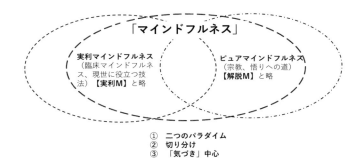

① 二つのパラダイム
② 切り分け
③ 「気づき」中心

図1　ふたつのパラダイム

フルネス」として統一している）。

　二つ目は、マインドフルネスは、一部分を切り取ったものであるという指摘だ。臨床マインドフルネスにおいて大衆化が図られる際に、マインドフルネスなるものは、悟りへの道である「八正道」の一部のみを取り出して、提供された。

　浅学で愚鈍な私の理解であるが、悟りの道というものは、お釈迦様でも苦労し、誘惑にあったりしたわけだから、当然、難しく、危険なものなのだろう。例えば、八正道はガイドブック的なものであり、それが律や師（サンガ）という構造のなかで実行されることによって、比較的安全に効率よく進んでいくものなのだろう。要するに、悟りへの道は、パッケージものだったのだろう。（世俗化・大衆化）臨床マインドフルネスでは、それらのパッケージとしての枠組や安全装置を無視して、マインドフルネスという強力な**技法**のみを取り出し、提供している。

　私たちがマインドフルネスを巡って混乱するのは、二つのパラダイムが存在することと、この**部分**性からで、これは、今後のマインドフルネスの進化を考えるうえで、必ず押さえておくべきポイントであろう。

　三つ目の非常に重要な指摘は、マインドフルネスの「商品化」と、それに伴う誇大広告である。いろいろな研究では、マインド

フルネスの効果は概して中程度であるとされている。にもかかわらず、まるで「万能薬」のような効果が謳われる。また、マインドフルネスの商品化とともに、次なる Part 1 で見ていく、マインドフルネスの**危険性**を増幅する誘因ともなる。

2. マインドフルネスや瞑想は安全なのか？　懸念はないのか？

　序章から、Part 1〔佐藤豪、プラユキ・ナラテボー、魚川祐司〕においては、マインドフルネス瞑想の安全性や問題点、マインドフルネスの商品化や誇大広告、についての危惧が散見される。大谷彰、佐藤豪は心理臨床家であり、プラユキ・ナラテボー、魚川祐司は仏教者、瞑想実践者である。しかし、たいへん興味深いことには、彼らの危惧や指摘には、あい呼応するものがある。

　序章および Part 1 の佐藤豪の章では、心理臨床の観点からの課題が提示されている。これらの課題は、三つにまとめることができそうだ。

　まず一つは、マインドフルネスという心理技法自体の安全性である。お釈迦様由来であり長い伝統に支えられているという根拠から、「マインドフルネスは安全である」と言われてきた。しかし近年、「恐怖」などの不具合を経験する例が報告されており、マインドフルネスの安全性に対する警鐘が、オックスフォード大学の研究所などから鳴らされている。通常の心理技法であれば、実施にあたっては精査されたガイドラインがあり、危険性に対しての対処がなされている。ところがマインドフルネスの場合は、そのようなものがまだ未整備である。

　二つ目の問題は、マインドフルネスを提供する上での指導者の問題である。通常の心理技法であれば、認定制度や学会で指導者の資質の担保が図られる。しかし、マインドフルネスの場合は、それがない。

　三つ目の問題は、マインドフルネスのプログラムとしての提供

終章

の仕方である。通常の心理技法であれば、カウンセラーなどによる個人のモニタリングが可能であるが、マインドフルネスのプログラムでは、多くの人を一堂に集めて、十把ひとからげ、標準化されたプログラムが提供されることが多い。それで、大丈夫なのか、という指摘である。

このような問題が噴出してきたので、アメリカでは、マインドフルネス普及に貢献したカバットジンらが中心となって、ガイドラインができてきている。少なくとも、マインドフルネスに基づくと標榜するプログラムには「どのような人が指導者になるべきか」などの大枠が示されている。

さて、マインドフルネスの技法は、タイやミャンマーで盛んなテラワーダ仏教との関連が深い。これらの国に在住するプラユキ・ナラテボー、魚川祐司の章では、テラワーダの仏教者、瞑想実践家としての懸念が、「瞑想難民」という切り口から示されている。

プラユキ・ナラテボーは、実際にタイの彼の寺にたどり着いた「瞑想難民」についての経験に基づく見解を示している。マインドフルネスや瞑想が、何かを達成するために目的化する問題や、過去のトラウマが出てきて不具合が生じる問題にも、触れている。これらは、臨床心理家による前章までの「マインドフルネスによって魔境や不具合に陥る例」の指摘と重なる。

この章では、ナラテボー師自身の経験に基づき、瞑想難民への対処法として、「律の大切さ」「師や友人の大切さ」「つらくならない心の在り方」の三点が挙げられている。この三点が非常に興味深い。最初の対処法は、律の重要性であるが、これは、「マインドフルネスが切り離された」という問題と呼応している。浅学、愚鈍な筆者の理解かもしれないが、深い瞑想状態になるということは、(たとえ妄であったとしても) 今まであった自我のガードが、なくなってくるということで、非常に危険なことでもある。そういうときに自分を守るのが、常日頃の正しい思いや行いなのであろ

う。本来は、こういう危険を回避する枠組みのなか中で、安全に行われるべきマインドフルネスに、「切り離し」が起こったがために、問題が生じていると考えることもできる。

　二点目の対処法は、師や友人の大切さであるが、これは、構造の問題で、先の大谷彰・佐藤豪の指摘するガイドライン（指導者の資質）や、個人モニタリングの必要性と重なる。

　三つ目の対処法は、マインドフルネスによって出てきてしまうかもしれないトラウマに対する対処法と考えられる。これも、前二章の危惧と重なる。

　続く魚川祐司の章では、「瞑想難民」の背景には、マインドフルネスをすることで、「悟り」をめざすのか、「現世利益」をめざすのか、その目的の混乱が「瞑想難民」をうむ、と指摘されている。さらに著者は、意図的な誇大広告の可能性を示唆し、以下のように警鐘を鳴らして結んでいる。

　……中には人々の仏教や「悟り」に対する漠然とした憧れを半ば意図的に利用して「このマインドフルネス瞑想をやれば、悟りも達成できるし、世俗の社会生活も上手くいく」といったような、あたかもマインドフルネスが「万能薬」であるような宣伝文句で人々を引きつけようとする瞑想指導者もいないわけではない。この点に関しては、厳

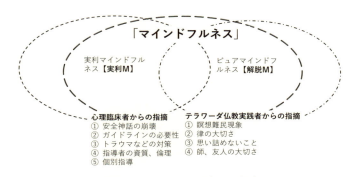

図2　マインドフルネス瞑想への懸念

に注意が必要であろう。

　素人考えかもしれないが、こうしてみると、瞑想難民現象とその対処法は、心理臨床家の指摘とぴったりと対応している。テラワーダの瞑想指導者・実践者と心理臨床家は、マインドフルネスに対して、同じことを指摘しているように読めるのだ【図2】。

3.　仏教の世界観とマインドフルネスはどう関係づけられるのか？

　三つ目のくくりではいよいよ、仏教的なライフスタイルを続け、また悟りを目指す「ピュア・マインドフルネス」の部分に注目する。その先にある広がりと深み、その世界を示したのが、チベット仏教研究者の永沢哲と、曹洞禅の藤田一照の章である。この二人の章では、それぞれの切り口は違うのだが、（大乗）仏教のパラダイムから、現在の「実利的なマインドフルネス」に対する強い疑問が提示される。

　永沢哲の章では、大乗仏教におけるマインドフルネスの位置づけが示される。マインドフルネスは悟りへの入口であって、そこから「光明」へといたる道筋が続く。とても重要なポイントとして、大乗では、まず、マインドフルネスが"利他"性と密接に結びついている。すなわち、瞑想のために座るときも、自分のためではなく、**生きとし生けるもののために**すわろう、ブッダになろう、そして"利他"を行じようとして座る、ことが重要とされる。繰り返すが、自分のために座るのではないのだ。

　そして二番目に、マインドフルネスは、空性の知恵を獲得するための方法として重要ということが述べられる。世界を構成するすべての要素が「空」であることを理解するために、マインドフルネスの観察がはたらく。しかし、それに加えて、研ぎ澄まされた分析的知性も同時にはたらく。そして「空」の理解を経て、志向性を持った意識のはたらきは、すべて消え去り、概念も対象も

志向性も持たない清らかな叡智が表れてくる、と永沢は説く。

　エッセンスと思われる箇所を抜き書きする ── 「利他を行じようという心から、マインドフルネスをし、それが、『一と多』という二元論的観念を破壊する」「この純粋な叡智の境地にあるとき、煩悩や思考のすべては、一時的にあらわれた『幻』ないしは『蜃気楼』としてあらわれる」「そして、煩悩や思考にまきこまれないように注意すると、輝きに満ちた純粋な知恵に変化する。それが『大いなる正知』（光明）である」。

　このように、悟りへ至るプロセスを示したうえで、永沢のメッセージは明快である。

仏教におけるマインドフルネスは、ストレスを低減させ、創造性や認知力を向上させ、社会へのよりよい適応をもたらすために、存在してきたわけではない。心の本性を発見し、光明へ、そしてついには完全なブッダの境地に人間を導く、大変常用な入り口の一つであり続けてきた。そのことを忘れるとき、人類が生み出した最も貴重な宝は、私たちの手からこぼれ落ちてしまう。

　一方、藤田一照の章でも、説明の仕方は違うのだが、「二元論的観念を破壊する」ためのファーストステップがマインドフルネスであるという前章と同じメッセージが発せられている。この章では、そもそも、マインドフルネスを彼岸（ピュアマインドフルネスの世界）、此岸（実利的・世俗的、臨床マインドフルネスの世界）という「二世界」モデルで考えること自体に疑問が呈せられる。世界は一つであって、彼岸も此岸もなく、また、此岸があるということ自体が心の作り出した「夢」ではないか。そして、此岸でのより良い適応を目指す世俗的マインドフルネスは、そもそも夢のなかで、夢と認識できずに、夢のなかのストレスを解消して幸せになるためにマインドフルネスをしていることになる。ところが、仏教的マインドフルネスは、**夢から覚める**のがマインドフルネスであるので、夢から覚めれば、夢のなかの問題自体が解消する。

終章

さらに藤田は、仏教における妄心と真心からなる「心の二層論」を使い、夢の世界での幸せを求めるマインドフルネスに対して、解説を加える。「妄心」は、思考・意志・感情・欲望などがどこからともなく湧き起こった、本来マインドフルになることができない性質の心である。「真心」とは、すでにしてマインドフルな心である。仏教におけるマインドフルネスの修行とは、「妄心」を除き「真心」へと帰っていく道である。ところが、現今のマインドフルネス・トレーニングは「妄心」のみを前提にしており、抜本的に考え直さなければならないのでは……と、著者は提言する。

　また、世俗的マインドフルネスは、近代西洋文明の基礎をなしている実体論的心身二元論という思想の上にのっている、と述べられる。しかし、世俗的マインドフルネスが対応しようとしているストレス、鬱、不安などの問題は、実体的心身二元論にこそ発生の源があるかもしれず、そのパラダイムにある以上、解決にはいたらない。"身体"への注目が、マインドフルネスの進化形として投げかけられる。

　この二つの章を読むうちに感じるのは、現在のマインドフルネスブームの方向性に対する、強い懸念である。世俗化されたマインドフルネスによって、多くの人々がマインドフルネスに親しむのは是としつつも、それが、二元論的な世界のなかの「夢のなかでの幻の幸せ」を求めるものである、とする。それは、妄心を助長させ、最終的には苦しみを増すものだからであろう。

　悟りというプロセスを補足するのは、まことにおこがましいが、あえて象を捜す旅をするために、Chapter 4,5 を読んで試みたのが【図3】である。

　少し説明をすると、まず、入口としてのマインドフルネスがあり、観察をしていくうちに、だんだん"気づき"が強まる。そうすると、自分のなかで起こっている「感情」や「思考」など、普段は自分と同一化しているものに気づき、自分と切り離し、うつ

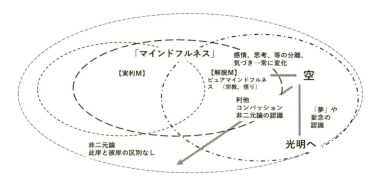

図3　大乗仏教における広がりと深まり

ろうものとして観察できるようになる。そのうつろいの気づきか
ら、「空」の認識に至る。そして、自分を形づけるさまざまな志向
性の認識ができてきて、自分の作る「夢」「幻」に気が付きやすく
なり、それにとらわれにくくなる。だんだん「自他の違いも、幻
であった」と気が付いてきて、二元論的観念がなくなる。その世
界には、当然、彼岸や此岸といった区別がない。最後には、光明
が現れる。そして、この広がりや深まりは、（同時進行的なものであ
るが）"コンパッション"とかかわりが深い。マインドフルネスの
先には"コンパッション"があると言われるゆえんである。

4.　世界的な思想の流れのなかで、現在のマインドフルネスとその由来、そしてその進む先をどう捉えるのか？

　四つ目のくくり〔Part 3〕では、マインドフルネスを人間の思想の
流れから考察する。
　ともするとマインドフルネスは、仏教の枠組のなかで語られる
が、村本詔司の章では、この地球上を思想が伝播していく流れを
見る。仏教思想が世界を東にまわり、そして、日本でストップし
たのではなくて、実は、太平洋を越えてアメリカに東漸している
流れが語られる。また、仏教が西に回って、いかに多彩な思想や

心理学に影響を与えてきたのかを明らかにしていく。すなわち、「仏教」は、現在の仏教という枠組以上の影響をさまざまな思想に与えており、それは、今後、マインドフルネスの進化を考えるうえで、既存の「仏教」のみにこだわる必要がないかもしれないということを予測させる。

　前章が歴史的な経緯を伝えているのに対して、中川吉晴の章では、マインドフルネスを"気づき"の教えとし、これはさまざまな世界の叡智の伝統に見出されるもので、「永遠の哲学」と呼ばれていることを紹介している。Part 2 での永沢・藤田の指摘では「非二元」の気づきが語られていた。翻って中川は、仏教だけではなく、世界の叡智の伝統において、純粋な気づきは境界を持たず、あらゆるものと一体の「非二元的な気づき」であると指摘する。そして、マインドフルネスによってもたらされる気づきをさらに発展させていくためには、マインドフルネスを既存の「仏教」だけのものとするのではなく、あらたな世界的な「永遠の哲学」として提言することを説く。

　マインドフルネスが**広まる**という現象は、人類が今まで何を考えてきたのか、どのように世界を認識しているのか、どのような意識であるのか、に深く関わってくる。村本の「俯瞰」は、仏教の影響が人類の思想にどう影響をし、マインドフルネス流行の素地がつくられてきたのかというものである。中川の「俯瞰」は、マインドフルネスの仏教に留まるだけではなく、人類の叡智であり、既存の人類の思想を融合して、過去に作られた教団という形に縛られることなく、新たな形として発展するかもしれない可能性を示す。この思想の流れを簡単に図式化したものが【図4】である。

5.　マインドフルネスは、社会にどのように応用されることが可能か？

　アメリカにおけるマインドフルネスの特徴として、さまざまな社会応用がされていることは、すでに述べた。五番目のくくり〔後

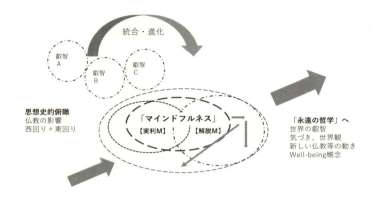

図4　人類の思想史潮流の中で

半のPart 1〕では、深くマインドフルネスを理解し、また実践してい
る人たちが、それぞれの社会分野での実践例を紹介したものであ
る。なお、社会応用とは言っても、ここには、マインドフルネスを
前面に出した、いわゆる「マインドフルネス・セミナー」や、心
理臨床でおこなわれるマインドフルネスは入れていない。類書が
多いことや、マインドフルネスの商品化が危惧されているからで
ある。そうではなくて、わざわざマインドフルネスと銘打たず、
しかし、いろいろな状況において、いかにマインドフルネスが使
われるのか、という現場の報告が集まっている。

　まず教育への応用という点でも、シリコンバレーからの報告と
いう意味でも、スタンフォード大学のスティーヴン・マーフィ重
松の報告は、貴重である。青空の下、優秀な学生が楽しいキャン
パスライフを送っていると思いきや、「成功しないといけない」と
いうプレッシャーから、精神的にいろいろな問題を抱える学生が
多いことが報告される。そのなかで著者は、学生がどういうふう
に癒やされ、生きていくのかを教える授業を展開するに至る。彼
の言葉を使えば、「ハートフルネス・コミュニティ」が、授業のな

かで作られる。マインドフルネス瞑想は、その基礎となり、自分のことを振り返り、他者への理解を深め、繋がりを作っていくものである。

恒藤暁は長くターミナルケアに携わってきたが、現在は、京都大学医学部付属病院から、日本の医療にホールパーソンケアと考え方を導入しようとしている。そのなかでは「癒やし」という概念が紹介される。医療関係者が「治療」を患者に対して一方的におこなうのではなく、医療従事者と患者の、人間と人間として、同じ時間を共有する者としての「素」の気づきと、関わりである。そして、そのなかから生まれた「癒やし」は、たとえ病気が治らなくても、患者や医療関係者に力を与える。そこに、マインドフルネスが要となる。

栗原幸江も、ソーシャルワーカーとして、長くターミナルケアに携わり、その経験から、日本にナラティブ・メディスンの技法を紹介しようとしている。ナラティブ・メディスンは、患者の病のストーリーなのだが、そこでもマインドフルネスは、重要な鍵を握る。患者・家族・医療従事者らが、いかにマインドフルになり、病に処していくのか、そしてそのなかから力を得ていくのかが、重要なのだ。

この二人の医療者の章を読むと、おのずから浮かび上がってくる言葉は、病という苦しみに対面する人へのコンパッションである。それと同時に、「癒やし」の力が、マインドフルネスと関係していることがわかる。

最後に、ファシリテーションの場においてマインドフルネスがどう使われているのかを述べているのが、中野の章である。ファシリテーションは、社会のいろいろな場所や組織で使われている、話し合いの技法である。中野は、参加者がまずその場に集中するためにマインドフルネスを使うという。次に、創造的な対話のためには、すぐに評価を下さない「想定の保留」が必要で、それは、マインドフルネスの姿勢そのものである、と説く。そして、臨機

応変にその場を作りあげるファシリテーターとしての「在り方」に、マインドフルネスが貢献する、との三点をまとめる。

　これらの報告を並べてみると、異なった現場からの報告であるにもかかわらず、共通点があることに驚く。

　まず、マインドフルネスは、医療や教育、ファシリテーションの現場で使われるさまざまな技法のベースとして機能している。まさに、最初のステップである。マインドフルネスは、学校であれ、病院であれ、ファシリテーションの場であれ、学生、患者、参加者に、「いま・ここ」の場に集中する機会を与える。

　また二番目に、マインドフルネスには、今までの「思い込み」を外す役割がある。例えば医者としての、こうあらねばならないとか、こう考えなければならないというった、見えない鎧をはずす。そして、いろいろな方策についても、ルーティーンで盲目的に考えるのではなく、自由に考えるスペースを与える。

　そして三番目に、マインドフルネスは、自分と他者を素にし、役職や立場を超えて、両者の間の壁を崩す。自分を守るのは「分離されている」という恐怖からで、それは、藤田の言う「夢」や「盲」につながるものだろうが、実は人は、この分離をわざわざするために大きなエネルギーを使っている。それが外れ盾を手放せば、相手とのコミュニケーションがよくなるだけではなく、「癒やし」に通じる力となるのではないだろうか。

　この「社会応用」のマインドフルネスは、もちろん、世俗化した臨床マインドフルネスの一形態である。悟りを求めているわけではない。しかしながら、藤田ではないが、マインドフルネス自体には、彼岸／此岸の区別はなく、臨床とかピュアとかのラベル付けがあるわけでもない。大学では学生たちは、お互いがライバルであり勝たないといけないと思いこんで自分を傷つけている。しかし、他人に心を開き、温かい交流を経験するうちに、学生たちは癒やされていく。病院での「癒し」は、医療者と患者という

役割の壁を越えて、平等に交流させる。ファシリテーションも、人と人との繋がりから、新しい考えを生み出す。これらの例をみるに、たとえ「世俗的」マインドフルネスであっても、藤田・永沢の言う、利他や、二元論をこえる分離しない世界につながるとき、単なる「気づき」を超えて、本当のマインドフルネスの力が出てくるようにも思われる。

これらの関係を簡単に図式化したものが【図5】である。実利的マインドフルネスであっても、単なる"気づき"から、ピュアマインドフルネスに属する"利他"や"コンパッション"の力を得て、「癒し」に至る構造が見える。

6. マインドフルネスと科学・技術はどう関係するのか？

マインドフルネスは「科学的な実証がされているため、社会に広く受け入れられた」と言われている。マインドフルネスと科学・技術はどう関係するのか、神経科学や生体フィードバックとの関係が語られるのが、後半のPart 2このくくりの部分である。

廣安知之／日和悟の章では、マインドフルネス・コンピューティングという分野の紹介がされている。そして、同時にその難しさも述べられる。この分野はまったく始まったばかりの研究なのである。死んだ鮭をfMRIに入れても結果が出るほど、まだ曖昧さを多く残しているのだ。

それに続く、藤野正寛の章でも、「宗教」と聞けば疑いを抱く人も、「脳科学」と聞くと疑問を抱かずに信じてしまう、という現象を語っている。廣安・日和の章に呼応して、神経科学研究の結果の一人歩きに、懸念が示されている。

とはいえども、科学には大きな可能性がある。先に、マインドフルネスをしばらくすることによって、感情や思考などがだんだん自分とは区別できて、消えてはなくなるものだということが、認識できるようになり、これが、「空」の認識につながるのではないか、ということを述べた。藤野は、このような認識は、瞑想を

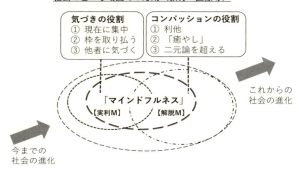

図5　社会への応用

することによって脳が変化するからであろうという研究について
も述べている。マインドフルネスとそれに伴う科学の研究・進歩
は、悟りのメカニズムを解明する可能性も持つ。

　さて、直接マインドフルネスを計測するわけではないが、眼鏡に
よるバイオフィードバックを開発した井上一鷹の章では、ディバ
イスの開発により、モニタリングができるようになり、また、フ
ィードバックシステムをつくることの可能性が述べられている。
このシステムは、たとえば働き方改革というような大きな社会的
課題にも対応する。

　今後、人工知能がどんどん進化することが予測されるが、個人の
マインドフルネスな状態を計測し、それをフィードバックするよ
うなディバイスやシステムが出てくる可能性は、十分にある（現在
でも出ている）。そして、それらのディバイスによって、急速に、人
類のマインドフルネス度が上昇するというような日がくるのかも
しれない。それは、人類の進化にとって素晴らしいことである。
皆が悟れば、地上が天国になるのかもしれない。

　しかし、逆のシナリオも考えられる。例えば、人間の意識に関
するデータが、すべて検索運営会社のもとに集まり、ごくごくプ
ライベートな、個人の意識の段階にまで、企業や政府が監視をお

終章

239

こない、コントロールをする日がくるのかもしれない。それは、グローバル資本主義のなか、「人的資源」となり果てた人間にとっては、非常に恐ろしいことであり、地上が地獄になるのかもしれない【図6】。

マインドフルネスという象は
どう進化していくのか

マインドフルネスという象の形を求めて、ここまでは、マインドフルネスの専門家によるパズルのピースを集めてきた。また、パズルの一つずつを丹念に見ることで、マインドフルネスという象の課題も明らかになってきた。では、この象を、育てていくために必要なことは、どういうことであろうか。

マインドフルネスの今後の進化を考える上で、三点を強調しておきたい。

切り分けられることによって

まず**一点目**は、マインドフルネスが切り分けられた部分であるということ、パラダイムの違い、そして、そこからくる商品化と誇大広告の危険性に関してである。マインドフルネスは、宗教的な枠組から切り分けられることによって広がりを見せた。それには、二つの意味がある。

一つ目は、「二元論」を肯定することで「夢のなかの幸せ」を追い求め、実はかえって蒙昧な世界への誘いとなってしまったのかもしれない。つまり、見かけはよくとも、それとはわからずに、かえって、夢から覚めにくく、苦しみを増やす作用がはたらいているのかもしれない。

二つ目の意味は、安全装置からの切り分けである。蒙昧な心を打破し、真の心に至るには、当然、いろいろな危険があるにちが

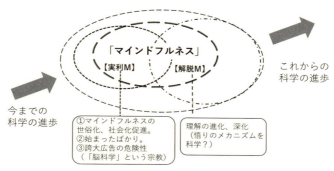

「マインドフルネス」

【実利M】　【解脱M】

①マインドフルネスの
世俗化、社会化促進。
②始まったばかり。
③誇大広告の危険性
（「脳科学」という宗教）

理解の進化、深化
（悟りのメカニズムを
科学？）

図6　科学技術との関連・進歩

いない。仮に、それを防ぐためのガイドブック的なものが「八正道」であり、師やサンガなどの正しいことを思い行おうという宗教的な枠組であったとしよう。そうすると、切り分けられたマインドフルネスは、その安全装置やサポートシステムをうちすて捨てたものということができる。そのために、マインドフルネスを一生懸命すればするほど、自分を危険な場所に裸で置くことになる人が現れ、「瞑想難民」になってしまうのかもしれない。

　このような前提に立つと、マインドフルネスの商品化や誇大広告の問題には、単に「誇大広告」では済まされないものがある。マインドフルネスは、人間の心やその人の人生（あるいは魂）に関わる問題であり、ただ物的な商品の性能を誇大広告したというようなケースとは、その悪質性においてまったく度合が違う。

　よくある議論に、「いやいや、現世利益を伝えないと、人びとはマインドフルネスには興味を持たないから、最初は、現世利益で釣ってもよいのだ。できれば、お金儲けできたほうがいいのだ。そこに多少の誇張が入るのは仕方がない。そうして人びとは、ストレスが解消され、苦しみから救われ、そして次第に覚醒していけばよいのだ。そうやって、人びとをマインドフルネスに誘うことは、現代の菩薩行だ」というものがある。

　しかしそれは、商品を売るための、きわめて都合の良い欺瞞で

はないか……。永沢が、「出発点は、生きとし生けるもののために座る」と述べているように、または、藤田が、「パラダイムから出ない限りパラダイムは打破できない」と述べているように、出発点を間違えたマインドフルネスは、そら恐ろしいものではないかと思う（日本におけるマインドフルネスの誇大広告の要素を図にしたものが【図7】である）。

こうした都合のよい言い訳は、二点目の、私たちの置かれているグローバル資本主義の環境についての補足につながる。

世界的なストレスのなかで

二点目は、マインドフルネスの流行している環境についてである。ストレス社会や、VUCA（変動 *Volatility*、不確実 *Uncertainty*、複雑 *Complexity*、曖昧 *Ambiguity*）という言葉がよく使われ、マインドフルネス流行の下地として説明される。マインドフルネスが世界で流行しているとすれば、それは、どういう環境に世界の人びとが置かれているからなのだろう？

経営学のなかでは、グローバルな問題をどう解決するのかを考えるビジネス倫理や、Business and Society とよばれる分野がある。そのなかでは真面目に、マインドフルネスが現代の資本主義の行き詰まりを打破するかもしれないという議論がなされ、論文が書かれている。どういうことか。

さまざまなストレスに私たちは直面していると考えられるが、その一つは、社会における格差の拡大である。現在のグローバル資本主義の社会においては、人類の歴史において、かつてなかった規模で、格差が広がっている。2016年には、世界中で最も豊かな8人の富は、貧しいほうから数えた世界人口の半分約37億人の富と同じであった。

本書では多くの著者が「二元論の打破」について述べてきた。すなわち、「自分も他人もなく、私たちはつながっているのだ」

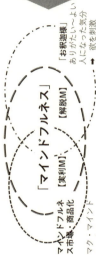

企業にとっての都合

① ストレスは構造問題ではなく個人の（脳の）問題であると押し付けることができる。

② 都合の良い戦士
・ストレス耐性
・集中力がある
・不安を感じない
・おとなしい
・ケンカしない

③ 好企業イメージ

資本主義の構造要因

社会的成功

仕事や経済的成功、プライベートや個人的成功 → 欲を刺激

1. 社会環境
① グローバル資本主義：拡大する格差、VUCA
② 生物が絶滅していく環境、等
→ ストレス

2. 欧米におけるマインドフルネスの流行
格好のいい目新しいもの（追わないと）不安

3. 科学技術
AI：人間に残されたものは何か？不安

不安要因

マインドフルネス市場：商品化
マク・マインドフルネス「マインドフルネスは、儲かる！」 → 欲に基盤

「マインドフルネス」[実利M]

[解脱M]

「お釈迦様」
ありがたい～まい人になった気分 → 欲を刺激

禅や日本文化
① 親近感、日本人のアイデンティティーをくすぐる → 欲を刺激
② 形骸化した組織の生き残り策 → 欲に基盤

科学・技術神話
「最新の脳科学、デバイス、等」
→ 安心感を得たい（科学なら、すぐに信じる）

図7 誇大広告の構造

243

と。興味深いことには、格差が激しい社会では、たとえ富を持つ「勝ち組」であっても、ヒトは健康を害するという研究結果がある。もし私たちがつながっているのならば、これほどまでの格差の拡大は、ヒトという種族全体にとってのストレスとなる。

　格差が、ヒトという種族内部の問題であるとすれば、その他の生きとし生けるものは、どうであろうか。生物多様性の問題を耳にしたことのある方もおいでだろう。実に、地球上では、絶滅する種が増加の一途をたどっている。もし、「二元論の打破」の立場をとり「生きとし生けるもの」がつながっているのだと仮定すれば、他の種がどんどん滅んでいく環境のなかで、ヒト種族に属する私たちが、ストレスを感じないはずはない。

　格差にしても、多様な種の絶滅にしても、すべては、人間の欲の結果、「夢」の世界である。このように見えにくく認識しにくいが、実は大きなストレスを私たちの社会は抱えている。証明のしようはなく、また荒唐無稽に感じられるかもしれないが、こういう社会のなかで「二元論を打破」するための第一歩であるマインドフルネスが流行することは、あたり前なことのように思われる。そこで、Business and Society や Business Ethics の研究者のあいだで考えられているのは、「ひょっとすると、マインドフルネスで人間の脳が変わって、より利他的になり、欲の抑制ができるようになったら、現在の資本主義が変わるかもしれない」というものである。また、その議論には、神経科学の発展とディバイスや人工知能などの技術革新により、利他的な意識の変化の加速化の可能性が期待されている。

　この議論に拍車をかけているのは、科学技術の進歩である。インターネットやアプリケーションなどを通じて、マインドフルネスのプラクティスは、爆発的なスピードで多くの人に伝わる可能性を持つ。また、バイオフィードバックのディバイスの発達により、習熟のスピードも、今までになく早まるのかもしれない。もし、"利他"につながるプラクティスが、より早く、より多くの

人に伝われば、「ヒトという種・人類全体の進化」につながり、現在、地球上の「生きとし生けるもの」が直面している危機は回避されるのかもしれない（これは「地上が天国になる」というシナリオのひとつのバージョンである）。

このような議論が経営学者のなかで続く一方、2017年のノーベル経済学賞は、行動経済学に対する功績に与えられた。これは、経済のシステムを考えていく思想のなかで、今後、人間の心理が基本になり、どのように、好社会的な行動がとられるのかが重要な課題になることを意味する。現在のグローバル資本主義が行き詰まりを見せるなか、人間の心理とその発展は、きわめて大きな課題なのだ。マインドフルネスは、そういう文脈のなかで考えられている。

さらに、科学技術の進歩、特に人工知能の発達は、マインドフルネスと資本主義の未来に、予想できない可能性をもたらす。世界には、人工知能研究で突出して有名な企業がいくつかある。それらの企業の研究所では、人間の意識に関わる問題が研究されている。

しかし、マインドフルネスの流行を、大企業やグローバル資本主義の「陰謀」ととり、マインドフルネスに対しての批判をおこなっている人たちもいる。グローバル資本主義、新自由主義のなか、格差や競争が激化し、人間が「人的資源」になり下がっている。人間がストレスを感じるのは当然なのだが、その構造を見直すことなく、「個人の（脳の）問題」にすり替えてしまい、マインドフルネスをもてはやすことで、（どんなに格差が広がっても）企業に都合のよい「おとなしく、集中力があり、ストレスに強い」「人的資源」を作り出している、というものである。マインドフルネスは、資本主義の枠組のなかでは、勝ち組である企業にとって、より有益な結果をもたらし、よってマインドフルネス市場や商品化には歯止めがかけられない、とも考えられる。

マインドフルネスの進化を考える際に、心理臨床や宗教という、

どちらかといえば個人を対象とした分野だけではなく、それを超えた大きな社会や経済、科学の進歩、その変革、そして地球上におけるヒトという種の生存という枠組でも、捉えていく必要があるだろう。

日常生活のなかで……

三点目は、日本文化の持つ"道"の力である。生物にしろ、組織にしろ、その生き残りのためには「多様性」が重要であると言われている。文化に良い悪いや上下はないが、日本という国は、極東の島国であり、それなりにユニークな文化を築いてきた。マインドフルネスが世界で流行するなか（そして本書で村本の言うように、日本を通過して東に進む仏教東漸の流れのなか）、日本から、人類全体に貢献できることはないのだろうか。私は、日本文化や芸術に散見されるマインドフルネスの要素を含む"道"を、肩肘張らず頑張りすぎずに、「遊びや嗜みとして時間をかけて歩んでいくという態度」は、日本から世界に対して提供できるひとつの知恵ではないかと思っている。

本書では、例えば立身出世など自分の利益のためにする「実利マインドフルネス」と、悟りを目指す「ピュア・マインドフルネス」の二つのパラダイムから生じる問題が、盛んに議論された。そして、これらの二つを融合するような手立てはないのか、という疑問も提示された。

もう少し解説をする。日本の文化や芸術は、禅の影響を受けているものも多く、マインドフルネスは、実は多くの日本文化に散見される。以下は、浅学の私の理解である。

例えば茶道では、五感を通じて茶室のしつらえ、茶や菓子や食事・動作や作法を楽しみ、人びとが集う茶会では、所作や作法のなかに、適切な主と客の対応の要素が入っている。究極的には、自分と他人が一つであることを確認する遊び（たしなみ）であり、そうしたこともあってか、茶道の裏千家十五代家元であった鵬雲

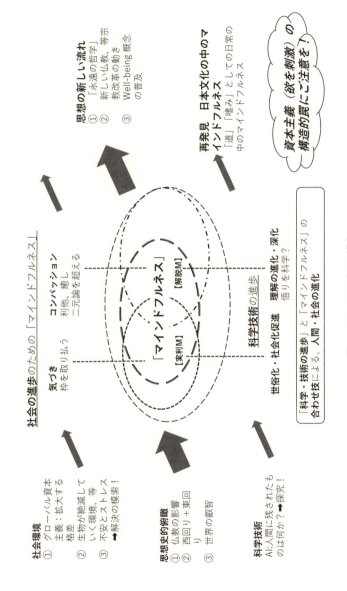

図8　マインドフルネスの進化

社会の進歩のための「マインドフルネス」

社会環境
① グローバル資本主義：拡大する格差
② 生物が絶滅していく環境、等
③ 不安とストレス
→解決の模索！

思想史的俯瞰
① 仏教の影響
② 西回り＋東回り
③ 世界の叡智

科学技術
AI：人間に残されたものは何か？→探究！

気づき
枠を取り払う

コンパッション
利他、癒し
二元論を超える

「マインドフルネス」
【実利M】

【解脱M】

世俗化・社会化促進
科学技術の進歩
理解の進化・深化
悟りを科学？

「科学・技術の進歩」と「マインドフルネス」の合わせ技による、人間・社会の進化

思想の新しい流れ
①「永遠の哲学」
② 新しい仏教、教改革の動き等宗
③ Well-being 概念の普及

再発見　日本文化の中のマインドフルネス
「随」「嗜み」としての日常の中のマインドフルネス

資本主義（欲を刺激）の構造的罠にご注意を！

章終

247

斎氏は「一椀からピースフルネスを」の活動をおこなっている。

　香道は、嗅覚の知覚をベースにしているし、華道は、例えば「薔薇」を薔薇というラベル付きで見るのではなく、その色、花弁、大きさ、形、つや、香、生命力などを、そのまま知覚することによって、花、自分、宇宙を表現していく芸術である。日本で発達し、世界的にもひろまった俳句は、短く、瞬間、瞬間を知覚し切り取り、五・七・五の言葉に凝縮させていく。そして、その究極には、「二元論を超える」「生きとし生けるものと一体となる感覚」がある。

　能の世界では、世阿弥の言葉に、「離見の見」という言葉や、「目前心後」という言葉があるように、ある役を演じている自分を離れた客席から見、自分の眼は前を見ていても心は後ろにおいてあるというような、マインドフルな状態から、観るものの癒しにつながるような舞台が作られる。

　日本の武術とマインドフルネスの関連も深い。例えば、禅僧の沢庵は、剣豪・柳生但馬守の師であったが、剣の試合において、相手の出方に対して思考をしてしまうと負けてしまうが、マインドフルネスな心の在り方でいることが、明晰な知覚と適切な剣の対応を引き出すと伝えている。

　これらは、マインドフルネスの要素を含む文化系／体育会系活動であるが、興味深いのは、それらの活動を"道"としている点だ。"道"は文字どおり「プロセス」である。もちろん、真剣に歩いて行かないといけないが、マラソンであって、短距離走ではない。ゴールとして、"道"の先には、悟りや、「二元論の打破」という世界が見え隠れはする。人びとは、世俗的な日常生活を送りながらも、時間をかけ、楽しみながら、その"道"を歩んでいく。そういう余裕のある態度である。それは、個々人にとっての「嗜」であり、決して、ギラギラとした欲のために追求するものではない。そういう歩みは、安全性も、継続性も高いものに違いない。

誤解されると困るのだが、日本の伝統文化に親しもうと言っているわけではない。そうではなくて、日常生活のなかで、マインドフルネス的要素のものを楽しみ深める"道"を歩むという**態度**が、「実利マインドフルネス」と「ピュア・マインドフルネス」の中間にあるのではないかと思う。この歩みは、私たちの祖先が長い歴史のなかで培ってきた生活の知恵かもしれないし、（舶来）マインドフルネスを発見した欧米では浅く、日本からのメッセージとして伝えられるものかもしれない。

象（マインドフルネス）を育てる 20のアクションポイント

　経営学では、いろいろな企業のケースを討論したあとに、「それでは、次に何をすべきなのか」を、アクションポイントとしてまとめる。それは、遠大なビジョンやゴールではなく、すぐにできる簡単で小さな、はじめの一歩だ。本書の最後に、日本でこれから象（マインドフルネス）を育てていくための、アクションポイントを20挙げておこう。

point 1. **マインドフルネスの効果について、正しく伝える。**　何を求めるかによるが、多くの研究によれば、即効はなく、別の方法をとることでも達成できることが多い。マインドフルネスの効果は中程度であることを示すものが多い。

point 2.　**マインドフルネスには、危険性や副作用があることも伝える。**　マインドフルネスをしないほうがよい人や、マインドフルネスをしたことでかえって不具合や問題行動を起こす人もいる。

point 3.　**マインドフルネスの誇大広告や巧妙なマーケティングに、注意を喚起する。**　特にメディアと消費者に対して、マインドフルネスの誇大広告や危険性について伝える。メディアの責任をはっきりさせる。

point 4. **舶来のマインドフルネスを伝える際、海外事情について正確に伝える。**
「針小棒大の表現」や、因果関係が逆なものが散見されるので、注意を促す。
例えば、マインドフルネスをするからスタンフォード大学が優秀なのではなく
て、スタンフォード大学では優秀な学生がしのぎを削っていてストレスが高
いので、マインドフルネスやハートフルネスの授業が必要になる。そして、
それに参加している学生は、学生全体の1％にも満たない。マインドフルネス
を導入する有名な企業例でも同じようなことが多い。

point 5. **海外でおこっているような、「マインドフルネス」の商品化の動きに対して
は、日本ではできるだけ自制を求める。**　商品化の弊害や、海外では、「マク・
マインドフルネス」という揶揄する言葉まであることについて、メディアや
消費者に伝える。さまざまな商品、新興宗教やセミナーなどに安易に「マイ
ンドフルネス」をつけて使う動きに対して、注意を喚起する。

point 6. **マインドフルネス指導の構造を整える。**　学会などで、マインドフルネ
ス指導に関してのガイドラインを設ける。例えば、どういうセミナーが「マ
インドフルネス」という言葉を冠するのに値するのかを整える。

point 7. **マインドフルネスの指導者の資質・資格について、ガイドラインや研修制
度・倫理規定を設ける。**　学会やメディアの役割が大きい。

point 8. **マインドフルネスを標榜する研修プログラムに対して、何らかの個人モニ
タリングへの配慮を求める。**　個人の不具合に対処できる体制が必要。

point 9. **マインドフルネスの目的として二つのパラダイムがあることを、明確にし
たうえで議論をおこなう。**　「現世利益も、悟りも」は基本的には両立せず、そ
の混同は「瞑想難民」を生む元凶にもなる。活発な議論をおこなうことが、
注意喚起につながる。

point 10. **マインドフルネスだけではなく「利他」や「コンパッション」の重要性
についても強調する。**　それが、比較的安全なマインドフルネスにつながると
考えられる。また、マインドフルネスから「癒し」といった大きな力を引き出
す鍵でもある。

point 11. **マインドフルネスやコンパッションの観点から、日本文化や芸術のなか
の強み／弱みを認識する。**　「道」を「嗜む」という態度が重要である。

point 12. **ソマティック、身体の重要性などに注目したさまざまなマインドフルネスの可能性を探る。** 日本文化や芸術のなかにも多くの知恵がある。

point 13. **個人や社会のウェルビーイングについて、安全性が高い、マインドフルネス以外の方法についても積極的に伝えていく。** 例えばポジティブ心理学では、「感謝する」といった幸せの技術が注目を浴びている。

point 14. **マインドフルネスの社会の多様な場所への応用を進めていく。** 例えば教育、医療、ファシリテーションなどの実践事例を集め、検討を加える。

point 15. **マインドフルネスはストレスを生じさせるような社会の構造問題には切り込まないことを認め、過度な社会変革にマインドフルネスを使う動きについては、注意を持って観察する。** マインドフルネスは、構造的問題を個人の問題にすりかえる、企業にとって「都合の良い」しくみかもしれない。また、企業や組織のための、個人に対するマインドコントロールとなる可能性もある。

point 16. **マインドフルネスが企業に偽善的に使われることに注意する。** グリーンウォッシュという言葉がある。つまり、企業が社会的には非難されるべき行為をしていても、「木を植えている」ということで、よい企業だと標榜すること。「マインドフルネス・ウォッシュ」が起こっていないか、注意。

point 17. **神経科学に関して研究を重ねるとともに、分野としては大きな可能性を持つものの注意が必要であることを伝える。** 「針小膨大」に気をつける。

point 18. **マインドフルネスは技術の進歩によって飛躍的に普及していく可能性があることを認識する。** とくにアプリやディバイスの開発による。

point 19. **マインドフルネスの普及は「人間の意識はどこに行くのか?」「誰のものであるか?」という問題につながる、との認識を持つ。** AIやシンギュラリティの言われる時代に、「本当の人間らしさは?」「誰が管理するのか?」を問う。

point 20. **「人類としてのストレスにさらされているとのかもしれない」ということを認識する。** 格差の異常な拡大、多くの地球上の種の滅亡など、意識下では私たちは「かつてなかったようなストレス」にさらされており、マインドフルネスの世界的な普及を必要としているのかもしれない。

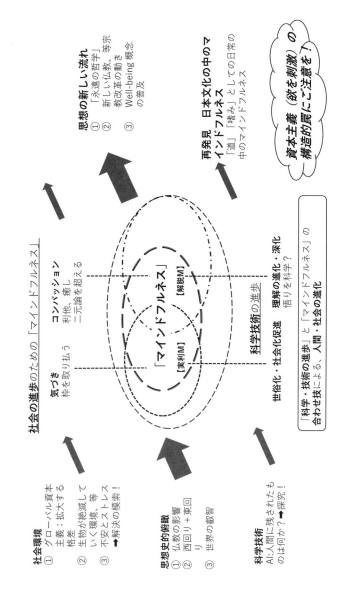

図8　マインドフルネスの進化

＊＊＊＊＊＊　　＊＊＊＊＊＊　　＊＊＊＊＊＊

　日本における「(舶来) マインドフルネス」は、始まったばかり
である。

　私見ではあるが、マインドフルネスの進化は、ヒトの種としての
生存や進化、そして生物多様性の危機が実際に進行するなかで、
地球上の「生きとし生けるもの」の未来にもかかわるのではない
か。それほど、大きく強いものなのだ、と思う。しかし、マイン
ドフルネスという象は、その姿を捉えにくい。大きな可能性を
孕みつつ、たとえその姿を見ることができなくても、この象を、
社会のなかで健全に育ててゆければと願っている。

　最後に、このジグソーパズルのピースを集めて、考えていく作業
をおこなううえで、大きなヒントを下さった方がいる。それは、
妙心寺春光院の川上全龍副住職である。彼は、アメリカのマイン
ドフルネスの団体にも、また、日本の団体にも、多くの友人を持
ち、造詣が深い。そのなかで、日本のマインドフルネスを考えるう
えで、「このままでは、まずい」との危機感を強く持っている。マー
ケティングだけのお祭りマインドフルネスは、いずれ廃れる。
そして、それを回避する方策は科学の力をしっかりと使うことで
あり、長期的な視点から日本のマインドフルネスを育てるべきだ
と考えておられる。2018年9月には、アメリカでマインドフル
ネスを根づかせたMind & Life Instituteのリトリート (International
Research Institute) を、妙心寺でおこなうなど、根をしっかりと張る
活動に注力しているそうだ。長い長い目で見た「象を育てる」動
きに、期待したい。

終章

参考文献

Boyce, B. (2011) *The Mindfulness Revolution*. Shambhala Publications.

Cabrera, B. (2016) Women Need Mindfulness Even More than Men Do. HBR Org. June 21, 2016.

Calvo, R.A., & Peters, D. (2014) *Positive computing: Technology for wellbeing and human potential*. MIT Press.

Dune, J. (2011) Toward an understanding of non-dual mindfulness. In J.M.G. Williams & J. Kabat-Zinn (Eds.), *Mindfulness: Diverse perspectives on its meaning, Origins and Applications*. Routledge, pp.71-88.

藤田一照（2016a）「仏教から見たマインドフルネス ―― 世俗的マインドフルネスへの位置提言」貝谷久宣・熊野宏昭・越川房子編著『マインドフルネス ―― 基礎と実践』〔日本評論社〕, pp.66-76.

藤田一照（2016b）「マインドフルネスと無心 ―― 無心のマインドフルネスに向かって」『精神療法』42（4）, 469-475.

藤田一照・山下良道（2013）『アップデートする仏教』〔幻冬舎新書〕.

ギャルドリ, M.（2014）「個人の変質と世俗的な関与 ―― 現代資本主義における人間の問題（マインドフルネスがマーケットと出会うとき）」近藤正臣訳／大東文化大学経済学会編『経済論集』102, 117-142.

Geles, D. (2012) The Mind Business. *Financial Times*, August 24.

Geles, D. (2016) The Hidden Price of Mindfulness Inc. The New York Times, March 20.

ゲレス, D.（2015）『マインドフル・ワーク』〔NHK出版〕.

Good, D.J. et al. (2016) Contemplating mindfulness at work: An integrative review. *Journal of Management*, 42(1), 114-142.

川上全龍（2016）『世界中のトップエリートが集う禅の教室』〔角川書店〕.

Kim, C. and Shy, Y. (2015) Why NYU's B-School Teaches Mindfulness. *Harvard Business Review*. December 31.

Klimecki. O.M. et. al. (2014) Differential pattern of functional brain plasticity after compassion and empathy training. *Social Cognitive and Affective Neuroscience*, 9(6): 873-879.

Langer, E. and Beard, A. (2014) Mindfulness in the Age of Complexity: An Interview with Ellen Langer with Alison Beard. *Harvard Business Review*. March 1, 2006.

ハリファックス, J.（2015）『死にゆく人と共にあること ―― マインドフルネスによる終末期ケア』〔春秋社〕.

飯塚まり（2016）「多様性とリーダーシップ ―― マインドフルネス・コンパッションからのアプローチ」組織科学, 50（1）, 36-51.

稲見昌彦（2016）『スーパーヒューマン誕生！―― 人間はSFを超える』〔NHK出版〕.

Joiner, T. (2017) Mindlessness: The corruption of mindfulness in a culture of narcissism. Oxford University Press.

貝谷久宣・熊野宏昭・越川房子編著（2016）『マインドフルネス ―― 基礎と実践』日本評論社.

鎌田東二（2016）『世阿弥 ―― 身心変容技法の思想』〔青土社〕.

Lindahl, J.R., Fisher, N.E., Cooper, D.J., Rosen, R.K., Britton, W.B. (2017) The varieties of contemplative experience: A mixed-methods study of meditation-related challenges in Western Buddhists. PLoS ONE 12(5): 0176239.

http://doi.org/10.1371/journal.pone. 0176239

宮地ゆう（2016）『シリコンバレーで起きている本当のこと』〔朝日新聞出版〕.

永沢哲（2016）「チベット仏教の世界への広がり概説」永沢哲監修『Sanga Japan』24,〔サンガ〕, pp.382-387.

永沢哲・藤田一照（2016）「対談　アメリカで見たチベット仏教の現在形」永沢哲監修『Sanga Japan』24,〔サンガ〕, pp.18-39.

落合研士郎・桜井豪（2016）「マインドフルネス　瞑想　鍛えよ社員の集中力」日本経済新聞 2016年8月9日号.

大谷彰（2014）『マインドフルネス入門講義』〔金剛出版〕.

大谷彰（2016）「アメリカにおけるマインドフルネスの現状とその実践」『精神療法』42（4）, 491-498.

Russ, Maruyama, Sease and Jellema (2017) Do Early Experiences Matter? Development of an Early Meditation Hindrances Scale liked to novice meditators' Intention to Persist.

Purser, R.E., Forbes, D., and Burke, A. (2016) Handbook of Mindfulness: Culture, Context and Social Engagement. Springer International Publishing.

サンガ編集部（2015）『グーグルのマインドフルネス革命』〔サンガ〕.

マーフィ重松, S.（2016）『スタンフォード大学　マインドフルネス教室』〔講談社〕.

Seppala, Emma M. et. al. (2017) The Oxford Handbook of Compassion Science. Oxford University Press.

Singer, T. and Klimecki, O. (2014). Empathy and Compassion, *Current Biology*, 24(18), 875-878.

Singer, Tania (2015). The Neuroscience of Compassion. http://www.weforum.org/ published March 9, 2015. World Economic Forum.

https://www.youtube.com/watch?v=n-hKS 4 rucTY

カウファー, S.（2015）『出現する未来から導く』由佐・中土井訳,〔英治出版〕.

鈴木俊隆（2012）『禅マインド —— ビギナーズ・マインド』松永太郎訳,〔サンガ新書〕（英文初出は 1970年）.

沢庵宗彭（2011）『沢庵　不動智神妙録』池田諭, たちばな出版（初出は1970年徳間書房）.

チャディー・メン, T.（2016）『サーチ・インサイド・ユアセルフ』〔英治出版〕.

Willson, Jeff. (2014) Mindful America: The Mutual Transformation of Buddhism Meditation and American Culture. Oxford University Press.

自著参考資料

「多様性とリーダーシップ —— マインドフルネス・コンパッションからのアプローチ」組織科学, 50 （1）2016, 36-51.

象を探す旅はどうだっただろう。

この本は、マインドフルネスの専門家、賢者によって書かれている。読者と同じく、どこかで象に出会い、そしてその専門家となるほどに、象を探す人生を歩んでこられた方々である。彼らの人生を変えるほどに、マインドフルネスと言う“象”は、パワフルであり、そしてその出会いは不思議なものであった。そういう専門家に寄稿していただけたことは、とても幸せなことだと思う。

一人一人の方とお話しをさせていただき、いろいろな「マインドフルネスという象との出会い」をお聞きしているが、その個人のプライベートなストーリーをここで語ることは、適切ではない。ただ、恥を忍んで、なぜビジネス研究科の教員がマインドフルネスなのか、自分のケースを少し語っておきたい。

私がマインドフルネスに初めて出会ったのは、1980年代後半、スタンフォードのビジネススクールに留学していたときである。当時、Creativity in Business という選択科目があり人気だった。この科目の推薦図書が変わっていて、瞑想ヨガや禅の本を読まされた。Steve Jobs の愛読書だったという“Zen Mind Beginners Mind”もこのなかに入っていた。

当時の自分にとっては、どうしてこんなことをビジネススクー

ルで勉強させられるのか、まったく訳がわからなかったのだが、学校生活にストレスを強く感じていた自分は、ある朝、騙されたつもりで、本に書いてあることを信じてみようと思い、目をつぶって自分の呼吸に気持ちを合わせてみた。すると穏やかな感覚が全身を包み、そして、その日は、今まで経験したことのないような一日となった。これが、私のマインドフルネスとの出会いである。当時は、マインドフルネスという言葉も広まってはおらず、残念ながら一日だけで終わった経験なのだが、ビジネススクールで学んだ他のことは見事に忘れても、あの感覚だけは忘れられないものとなっている。

　その後、マインドフルネスに再会したのは何十年も経ってから、2014年のことである。私は、外国人留学生が世界中からやってくるMBA専攻を同志社大学で作ることになった。そこに至るまでに、私は、スリランカ内戦による爆弾テロから生還したり、フィリピンでゲリラに遭遇したりして、平和に対して敏感にならざるを得ないような人生を歩んでいた。
　同志社のキャンパスは、京都市の中心にあり、金閣寺の親寺の相国寺という禅寺に接する。新しいMBAコースのデザインを考えるうえで、私は、どうしてもあのスタンフォード大学での出来事が忘れられず、世界中から来る学生に、京都で、それも禅寺の横のキャンパスで、マインドフルネスを教えられるようなコースにできないかと考えた。ティクナットハンではないが、世界中から来る学生に、京都が提供できるのは、マインドフルネスに満ちた環境ではないか、そして、それは、平和に繋がるのではないか、と考えたのだ。
　とはいえ、どう教えればよいのか、迷っていたのだが、ちょうどそのころ、GoogleでおこなっているSearch Inside Yourselfという

プログラムのトレーナー養成があるということを知り、私は早速申し込んだ。運よく選ばれて、2015年には、何度もアメリカに渡り、世界中から選ばれた参加者と共に訓練を受けた。このプログラムは、とてもよくできていると思う。

　しかしだ。そこでのトレーニングを受けるうちに、なんとも言えない違和感が出てきた。まず、そんなに多くの人がマインドフルネスをしているわけでもないのに、会社のイメージアップのために、マインドフルネスが使われており、そのことを「わかったうえで針小棒大に宣伝」している日本のメディアがあり、仏教の布教のためか、営業利益のためか、日本で誇大広告によるマインドフルネスブームが作られようとしていることに気がついた。

　さらに、違和感を覚えたのは、Search Inside Yourself のトレーニング会場の雰囲気である。世界中から瞑想経験者が集まってきて、若干の優越感とともに、どうしたら、かわいそうな企業人に瞑想を教えて救いを与えられるのか、それと同時に、瞑想からいかに儲けるか（そして、儲けていると非難されないようにするにはどうすればよいのか）の議論が真剣になされていたのだ。なんだか、違う。

　そして、2016年には、私は長期のリトリートに二回続けて参加した。しかしその後に、心の敏感性が増し、変な感じになってしまったのだ。マインドフルネスは、安全ではなかったのか、との疑問が湧いた。

　このような体験から、この本は編まれている。何と言ってもビジネススクールの教員だ。欲やエゴの大きさには自負があるので、私が愚かな盲目の代表であるというのは、決して誇張ではない。どちらかと言えば、象を触るというよりは、盲目すぎて、うっかり象に踏みつけられて、その足の裏の感触や、象の重さを語っているというような気がする。ただ、自分が劣等生の役割を果たし

て、マインドフルネスの「大きさ」とともに、いち早くマインド
フルネスの持つ「課題」を伝えられれば、それはそれで意味があ
るのかもしれない。

＊＊＊＊＊＊　　　＊＊＊＊＊＊　　　＊＊＊＊＊＊

　さて、この本の各章のもとになっているのは、主に2016年に設
立された同志社大学Well-being 研究センターの活動である。この
研究センターには、心理学部・社会学部・生命医科学部・グロー
バルスタディーズ研究科・ビジネス研究科などの教員が集まり、
ウェルビーイングの学際的な研究が進められている。臨床心理の
佐藤は、同志社の癒し人であり、副代表である。廣安・日和は、
人工知能や脳神経科学などの最先端の科学の研究をおこなってい
る。ホリスティック教育の中川は、宗教家など全く別なネットワ
ークを構築している。今回、マインドフルネスの「全体象」に迫
る試みができたのも、この学際的なチームとネットワークの力で
ある。
　さて、2016年度におこなったセミナーのなかで、特にこの本と
関連の深いものについて、発表かつ寄稿していただいた方のお名
前とともに挙げておく。

- 2016年10月「ビジネスパーソン・対人援助識者のためのアドラーとポジティブ心理学 ── ウェルビーイングとは何か」(村本)
- 2016年11月「ビジネスパーソンとブッダ～マインドフルネス・コンパッションは役に立つのか?」(魚川、ナラテボー、飯塚)
- 2016年12月「米国とマインドフルネス」(大谷、重松)
- 2016年12月「苦とマインドフルネス」(永沢、藤田、恒藤、栗原、中野、藤野、飯塚)
- 2017年3月「マインドフルネスを支援するアプリケーションとデバイス」

（廣安、日和、井上、佐藤、飯塚）

• また2016年度後半には、5回シリーズで同志社講座「リーダーのためのマインドフルネス」を東京で開催した。（佐藤、中川、廣安、日和、飯塚）

　各章の筆者には、セミナーだけではなく、この本を協力して作るというご縁までをもいただき、感謝に堪えない。

　大谷彰先生には、分野違いの私が、おっかなびっくり、このような本をまとめるにあたって、文献を送っていただき、ドラフトにコメントを頂戴するなど、大きな支えとなっていただいた。魚川裕司先生、プラユキ・ナラテボー先生には、ちょうどお二人のご共著の出版にあわせて、公開セミナーを企画させていただいたが、そのときに、「瞑想難民」というスリリングな言葉を出された。その議論に背中を押されてできたのが、本書である。村本詔司先生のお話になる、ヒトという生き物の作り上げたストーリーの進化は、ビジネススクール的に、マインドフルネスを矮小化して見ていた私にとって衝撃であった。逆に、井上一鷹先生には、「眼鏡」という、日常のありふれたモノが引き出す可能性を語っていただき、目から鱗が落ちる思いだった。

　永沢哲先生、藤田一照先生、恒藤暁先生、栗原幸恵先生、藤野正寛先生とのご縁は、GRACEという"苦"や"コンパッション"を中心課題においたリトリート・プログラムの運営にかかわったことから始まる。当時は、皆が手弁当で集まる奇跡のような活動だった。永沢先生には、人生をも左右する瞑想のダイナミックさを教えていただき、マインドフルネスに対する考えが一変した。藤田先生には、非二次元、ソマティックな体験を、まさにワークの場で経験させていただいた。恒藤先生は、行動力あるリーダーで、先生のご助言で、お互いの勉強のためにセミナーをしたのが、この本のもとになっている。その場にいて、一緒に考えアイデア

を出してくださったのが藤野先生だ。そして、いろいろな物事が進んでいくなかで、奥深い癒しの世界についてまずご相談するのが、栗原先生であった。

　教育という点で、スティーヴン・マーフィ重松先生は、大学の教育にいかにマインドフルネスを取り入れるのか、お互いに模索する同志だ。また、元同僚で、ファシリテーションを大学教育に持ち込んだ中野民夫先生にも、先生の抜群のマーケティング・センスから出るアドバイスをいただいている。

　終章にも記したが、川上全龍先生にはお時間を頂戴し、この本のためのインタビューをお願いした。先生は、鈴木大拙がよく来ていたという妙心寺の春光院の副住職であり、外国人に禅を教えておられ、私も学生を連れてご講演と参禅会のお願いをしている。海外のプログラムにも多く参加し、そういう意味では、舶来マインドフルネスの現状と現地情勢をよく知っておられる。そのうえで、安易に商業化されたマインドフルネスの波に乗るのではなく、しっかりと科学を追求していくことが、日本にマインドフルネスを根付かせることになるとの信念を持っておられる。何が本物かを吟味し追求するという意味で、本物志向で、Mind & Life Institute が妙心寺で International Research Institute 2018 をおこなうのも、この信念が引き寄せたものであろう。当初は、対談ということで一つの章にするつもりだったが、マインドフルネスを長期的に育てていこうとのお気持ちがヒシヒシと感じられ、それは、この本全体の姿勢であると考え、最終章に盛り込むこととした。

　さて、発足一年目にして、Well-being 研究センターは、同志社大学ビジネス研究科のオムロン基金プロジェクトからの助成や、大学研究企画課の支援、また、同志社大学「良心の実証的・実践的研究プロジェクト」に採択され支援を受けるなどして、公開セミ

ナーやシンポジウムをおこなうことができた。オムロン株式会社をはじめ、ご支援くださった方々への感謝に堪えない。そして、これらの活動は、大学研究機構やビジネス研究科の先生方、さまざまな業務の無理をお願いし、知恵を絞ってくださった研究企画課やビジネス研究科の事務室の方々のサポートがなければ、このように精力的なプログラムはこなせていなかった。この場を借りて御礼を申し上げたい。

　最後になるが、この本を企画・編集してくださった津田敏之さんには感謝の言葉が尽きない。この本を編むうえで、よっぽど自分の業が深くて、私の生活のなかでは、「まさか!」と思われることが次々と起こり、いろいろな遅れが出た。そのなかでいちばん巻き込まれ、ご心配をおかけしたのが、編集者の津田さんである。感謝という言葉は、津田さんには軽すぎる。加えて、津田さんと一緒に本づくりしてくださった鷺草デザイン事務所の上野かおるさんと東浩美さん、そして、すてきな"象"の作品を装画に提供してくださった悠久斎さんにも御礼を申し上げたい。

＊＊＊＊＊＊　　＊＊＊＊＊＊　　＊＊＊＊＊＊

　ここまで書くと、結局、やはり自分は「マインドフルネスという"象に踏まれる"体験をしていたな」と、つくづく思う。
　象は大きい。そして、強い。象に乗れたら、そこからの景色は素晴らしいだろう。しかし、安易に象によじ登ると、滑り落ちて、踏み潰される危険性もある。そして困ったことに、象の形はわかりにくい。そしてもっと困ったことに、でも、象がそこにある限り、やはり私たちは、触りたいし、乗りたいし、景色を眺めてみたい。これだけ踏まれても、そう思う。

この本に寄稿してくださった"象の賢人"にとっても、そのまとめにあたった劣等生代表の私にとっても、象を探す旅は続くのであろう。踏まれても、踏みつぶされさえしなければ、象は大きく、力強く、そして日本のなかで社会を変える力として育っていくのだ。

2018年3月16日

相国寺の西隣 寒梅館研究室にて

飯塚 まり

■著者紹介 (50音順)

井上一鷹　(いのうえ・かずたか)
「IoT デバイス×働き方改革」と言えばこの人
大学卒業後、アーサー・D・リトルにて、大手製造業を中心とした事業戦略、技術経営戦略、人事組織戦略の立案に従事。その後、ジンズに入社。JINS MEME Gr 事業統括リーダー、Think Lab プロジェクト兼任。算数オリンピックではアジア4位になったこともある。

魚川祐司　(うおかわ・ゆうじ)
若手の仏教論客と言えばこの人
東京大学文学部思想文化学科卒業 (哲学専攻)、同大学院人文社会系研究科博士課程満期退学 (インド哲学・仏教学専攻)。2009年末よりミャンマーに渡航し、テーラワーダ仏教の教理と実践を修した。現在はタイのバンコクに住みながら、著述家・翻訳家として活動している。

大谷　彰　(おおたに・あきら)
米国から日本のマインドフルネスをけん引する浪速っ子
上智大学外国語学部英語科、米国ウェストバージニア大学院卒業 (教育学博士)。ジョンズ・ホプキンス大学、メリーランド大学カウンセリング・センター勤務を経て、2008年よりメリーランド州アナポリスの Spectrum Behavioral Health クリニックにて臨床に携わる。

栗原幸江　(くりはら・ゆきえ)
「ナラティブ・メディスン」を日本に伝える臨床家
コロンビア大学大学院修士課程修了 (ソーシャルワーク)。患者家族経験から緩和ケアの世界へ。がん・感染症センター都立駒込病院と認定NPO法人マギーズ東京をベースに活動。「心身一如」「患者家族と医療者とがともに紡ぐ物語り」を大切にした臨床と教育に携わる。

佐藤　豪　(さとう・すぐる)
心と身体 (からだ)... 　両面からの癒し人
同志社大学文学研究科心理学専攻博士課程後期課中退。札幌医科大学医学部心理学教室助手から、同志社大学文学部助教授を経て、現在、同志社大学心理学部教授、博士 (医学)。専門は臨床心理学、健康心理学。ストレスに関する基礎と応用をつなぐ研究をおこなっている。

恒藤　暁　（つねとう・さとる）

ホスピス・緩和ケアに取り組んで30年

筑波大学医学専門学群卒。英国 St Christopher's Hospice で研修。淀川キリスト教病院ホスピスに勤務後、大阪大学大学院人間科学研究科臨床死生学講座、大阪大学大学院医学系研究科緩和医療学寄附講座を経て、現在、京都大学大学院医学研究科人間健康科学系専攻教授。

中川吉晴　（なかがわ・よしはる）

アジアでホリスティック教育のネットワークを作る

同志社大学文学部卒、トロント大学大学院修了（Ph.D.）。立命館大学文学部教授を経て、現在、同志社大学社会学部教授。以前より瞑想には関心を抱いていたが、マインドフルネスが教育の主流に入ってきている現状に注目している。最近は、インドの神秘家たちを研究している。

永沢　哲　（ながさわ・てつ）

チベット仏教の「虹の身体」について研究中（+実践中??）

東京大学法学部卒。専門は宗教人類学（チベット仏教、瞑想の脳科学）。瞑想修行と科学的実験（脳科学・音響工学・遺伝学）を結びつける作業とともに、チベットに伝承される密教であるゾクチェン（「大いなる完成」）について研究を推し進めている。現在、京都文教大学准教授。

中野民夫　（なかの・たみお）

日本におけるワークショップとファシリテーションのパイオニア

東京大学文学部宗教学科卒。博報堂を休職留学したカリフォルニア統合学研究所でワークショップに目覚める。現在、東京工業大学リベラルアーツ研究教育院教授。ワークショップ企画プロデューサー。屋久島本然庵庵主、遅咲きのシンガーソングライター。

廣安知之　（ひろやす・ともゆき）

AIと情報処理からウェルビーイングを俯瞰する研究者

同志社大学生命医科学部医情報学科教授。博士（工学）。High Performance Computing を中心とした情報処理・進化的計算をはじめとする人工知能、AI、fNIRS や fMRI を利用した脳機能計測など幅広く興味を持つ。良心学や赤ちゃん学についても研究。

日和　悟　（ひわ・さとる）

神経科学と計算科学の両分野に通じる若手研究者

同志社大学生命医科学部医情報学科助教。博士（工学）。パナソニック株式会社での研究開発を経て、現職。ヒト脳機能マッピング、進化的計算、ウェルビーイングとマインドフルネスを研究。IEEE、北米神経科学会、Organization for Human Brain Mapping、などの会員。

藤田一照　（ふじた・いっしょう）

「ソマティック系禅僧」の異名... 寺に住まないお坊さん

東京大学大学院教育学研究科博士課程中退。坐禅に出会って人生の路線変更。アメリカの禅堂暮らしのなか、ティク・ナット・ハン師やジョン・カバット・ジン氏に仏縁を得て、マインドフルネスと言えば引っぱりだされることに。開き直って、日本的マインドフルネス構想に着手。

藤野正寛　（ふじの・まさひろ）

瞑想を実践しながら研究する　日本における瞑想の神経科学研究の新世代

神戸大学経営学部卒業後、医療機器メーカーに勤務。瞑想リトリートに参加し、瞑想が身心を健康にすることを体験的に理解。京都大学教育学部に編入学。現在は、同大学院教育学研究科に在籍するとともに日本学術振興会特別研究員として、瞑想の神経科学研究を進めている。

プラユキ・ナラテボー　Phra Yuki Naradevo

一期一会の出会いを大切に、一人ひとりオーダーメイドの抜苦与楽を実現！

上智大学文学部哲学科卒。NGO活動に関わる。チュラロンコン大学大学院に留学。瞑想指導者カムキアン師のもとにて出家して30年。現在、タイ・スカトー寺副住職。日本・タイを往復して瞑想指導、仏教カウンセリング、ツイッターでの発信などの活動を展開。

スティーヴン・マーフィ重松　Stephen Murphy-Shigematsu

スタンフォード大学でハートフルコミュニティを推進する

ハーバード大学で心理学の博士号取得。東京大学で教鞭をとる。現在、スタンフォード大学でウェルネス教育、リーダーシップ教育に携わる。マインドフルネスをベースに、生きる力やグローバルスキルを高める専門家として、教育・医療・ビジネスの分野で国際的に活躍中。

村本詔司 （むらもと・しょうじ）

博覧彊記のフマニスト　語れば3時間...　本を書けば600頁

京都大学大学院博士課程単位取得退学、チューリッヒ大学に留学。博士（人間科学）。臨済宗系の花園大学に長く勤めてから、神戸市外国語大学に転任し、その名誉教授。専門は臨床心理学だが、得意分野は、ユング、ゲーテ、ハイデッガー、ライヒ、宗教と神秘主義、倫理など。

■編著者紹介

飯塚まり（いいづか・まり）
同志社大学卒（心理学）、スタンフォード大学MBA、MA（開発経済）、京都大学Ph.D.。外資系企業から、世界銀行（ワシントン）、アジア経営大学院、立命館アジア太平洋大学を経て現職。INSEAD（仏）他、客員研究員。アジア各国での経営者トップセミナーを始めとして、多国籍企業や50カ国以上出身のMBAを対象とした豊富な教育経験を有する。グーグル発の《マインドフルネスリーダーシップ Search Inside Yourself》公式トレーナー。日本能率協会Kaika Awards審査委員。日本グローバルコンパクト・アカデミックネットワーク（J-GCAN）会長。同志社大学Well-being研究センター長。

進化するマインドフルネス
──ウェルビーイングへと続く道

2018年5月20日　第1版第1刷発行

編著者 ………………………………… 飯塚まり
発行者 ………………………………… 矢部敬一
発行所 …………………………………
　　　　　　　　　　　　株式会社　創元社
　　　　本　　社　〒541-0047 大阪市中央区淡路町4-3-6
　　　　　　　　　　　TEL.06-6231-9010（代）
　　　　　　　　　　　FAX.06-6233-3111
　　　　東京支店　〒101-0051 東京都千代田区神田神保町1-2
　　　　　　　　　　　田辺ビル
　　　　　　　　　　　TEL.03-6811-0662（代）
　　　　　　　　　　　http://www.sogensha.co.jp/
印刷所 ………………………………… 亜細亜印刷株式会社
装　画 ………………………………… 悠久斎
装　丁 ………………………………… 上野かおる（鷺草デザイン事務所）
ＤＴＰ ………………………………… 東　浩美
　　　　　　　　　ⓒ 2018 Printed in Japan
　　　　　ISBN978-4-422-10119-4　C1030
〈検印廃止〉落丁・乱丁のときはお取り替えいたします。